CÓMO BAJAR DE PESO RÁPIDO

Estrategias Para Transformar Tu Cuerpo Y Vida

Maricela R. Hernández

Primera Edición: Enero 2024

Publicado Por: Editorial Esencia Literaria

Contenido

Introducción.. 7

¿Cómo Se Acumulan Y Queman Calorías?............................. 13

Consejos Para Hacer Elecciones Alimenticias Saludables 18

Establecimiento De Metas Realistas Y Alcanzables............... 24

Consejos Para Simplificar La Planificación De Comidas...... 31

La Importancia Del Autocuidado Y La Toma De Decisiones
Informadas 40

Cambios Simples Pero Efectivos En Tu Dieta Y Estilo De Vida
.... 49

Consejos Para Distribuir Las Comidas Y Las Calorías De Manera
Equilibrada 56

Estrategias Para Mantener Una Dieta Saludable Dentro De Un
Presupuesto Limitado 67

Explicación Sobre Cómo La Hidratación Adecuada Puede
Influir En El Peso 77

Enfoque En El Consumo De Alimentos Integrales Y Su
Impacto Positivo En La Pérdida De Peso........................... 84

Conexión Entre El Sueño Adecuado Y La Pérdida De Peso91

Palabras Finales...97

Agradecimiento...100

Plan De Alimentación De 21 Días..103

50 Recetas Sencillas Y Deliciosas.......................................115

Recomendación Final..133

Introducción

En el dinámico y ajetreado ritmo de la vida moderna, la búsqueda de métodos efectivos para mejorar la salud y alcanzar un peso corporal óptimo se ha convertido en una prioridad para muchas personas. En este contexto, surge "Cómo Bajar De Peso Rápido: Estrategias Para Transformar Tu Cuerpo Y Vida", una guía completa que aborda no solo la rapidez en el proceso, sino también la transformación integral que va más allá de la mera pérdida de peso.

Vivimos en una era donde la información sobre la pérdida de peso está al alcance de un clic, pero discernir entre enfoques efectivos y modas pasajeras puede ser abrumador. Este libro no solo ofrece un título llamativo, sino también un compromiso genuino con brindar estrategias prácticas respaldadas por la ciencia y la experiencia. La premisa central es clara: no se trata solo de perder peso rápidamente, sino de transformar tu cuerpo y tu vida de manera sostenible.

La idea de perder peso rápidamente ha capturado la atención de muchos, pero este libro va más allá de las promesas vacías y los enfoques temporales. Explora la noción de rapidez desde una perspectiva equilibrada, entendiendo que cada persona es única y requiere un enfoque personalizado. No se trata solo de alcanzar una cifra en la báscula, sino de adoptar un estilo de vida que nutra tanto el cuerpo como la mente.

La elección del término "estrategias" en el título es clave. Este libro no prescribe soluciones únicas, sino que ofrece un conjunto de herramientas versátiles y adaptables. Desde la comprensión profunda de cómo se acumulan y queman calorías hasta estrategias para establecer metas realistas y sostenibles, cada capítulo está diseñado para empoderarte con conocimiento y habilidades prácticas.

El contenido se sumerge en la comprensión del cuerpo, desentrañando los misterios de la acumulación y quema de calorías. A través de explicaciones accesibles, descubrirás los fundamentos de la pérdida de peso y cómo estas bases son esenciales para cualquier enfoque efectivo. Más allá de las simples restricciones calóricas, el libro aborda la importancia de la calidad de los alimentos y ofrece consejos para tomar decisiones alimenticias saludables de manera intuitiva.

La transformación de los hábitos alimenticios es un pilar fundamental. Este libro va más allá de las típicas restricciones y dietas de moda, explorando consejos prácticos para incorporar alimentos nutritivos en tu rutina diaria sin complicaciones. No se trata solo de contar calorías, sino de abrazar un enfoque consciente hacia la alimentación, reconociendo la importancia de los alimentos integrales y estrategias culinarias saludables.

Establecer metas y mantener la motivación son desafíos comunes en el viaje de pérdida de peso. Este libro proporciona orientación sobre cómo establecer metas realistas y alcanzables, así como estrategias para superar los antojos y resistir las malas elecciones alimenticias. La conexión entre el autocuidado y la toma de decisiones informadas se destaca, resaltando la importancia de cuidar no solo la apariencia física, sino también la salud general y el bienestar emocional.

La preparación de comidas a menudo se percibe como una tarea abrumadora, pero este libro simplifica el proceso. Desde consejos para la planificación de comidas hasta una guía paso a paso para la preparación de alimentos en lotes, se enfoca en hacer que la cocina saludable sea accesible y práctica en el día a día. No se trata solo de perder peso, sino de adoptar hábitos sostenibles y realistas.

El control total de la salud y el futuro es un tema que resuena a lo largo del libro. Desde la importancia del autocuidado hasta estrategias para establecer metas y seguir un plan a largo plazo, se enfoca en crear un cambio duradero. Potenciar cambios significativos a través de pequeñas modificaciones en la dieta y el estilo de vida se convierte en el enfoque, destacando cómo estas acciones aparentemente simples pueden generar resultados significativos en el tiempo.

Optimizar el consumo de alimentos es otro aspecto clave. Desde consejos para distribuir las comidas y las calorías de manera equilibrada hasta la importancia de la regularidad en la ingesta de alimentos, el libro ofrece conocimientos prácticos para mejorar tus elecciones alimenticias. Abrazar los alimentos integrales y adoptar prácticas de cocina saludables, como asar, hervir al vapor o usar técnicas culinarias que requieran menos grasas, se convierte en una parte integral de la transformación.

El enfoque en un estilo de vida económico y saludable es una adición valiosa. Estrategias para mantener una dieta saludable dentro de un presupuesto limitado y consejos para aprovechar ofertas y comprar alimentos asequibles hacen que la pérdida de peso sea accesible para todos. No se trata solo de cambiar lo que comes, sino de hacerlo de manera inteligente y económica.

La hidratación adecuada también se coloca en el centro de la discusión. Se explora cómo la hidratación influye en el peso y se ofrecen consejos prácticos para incorporar más agua en la rutina diaria. La importancia de mantenerse bien hidratado no solo para la pérdida de peso, sino también para la salud general, se destaca de manera clara y concisa.

El libro concluye con un enfoque en el equilibrio entre el descanso y la pérdida de peso. La conexión entre el sueño adecuado y la pérdida de peso se explora a fondo, y estrategias prácticas para mejorar la calidad del sueño y permitir una recuperación adecuada se presentan como una parte esencial de cualquier programa de pérdida de peso efectivo.

En resumen, "Cómo Bajar De Peso Rápido: Estrategias Para Transformar Tu Cuerpo Y Vida" no es simplemente una guía de pérdida de peso; es un compromiso con tu bienestar total. Desde la comprensión profunda de tu cuerpo hasta estrategias prácticas para la transformación, este libro se convierte en tu aliado en el viaje hacia una versión más saludable y vibrante de ti mismo. No se trata solo de bajar de peso rápidamente, sino de adoptar cambios sostenibles que te acompañarán a lo largo de la vida.

¿Cómo Se Acumulan Y Queman Calorías?

Comprender cómo se acumulan y queman calorías es esencial para abordar de manera efectiva la gestión del peso. Tu cuerpo es una máquina compleja que constantemente lleva a cabo procesos metabólicos para mantener funciones vitales. Las calorías, una unidad de medida de energía, son fundamentales en este equilibrio.

La acumulación de calorías ocurre principalmente a través de la ingesta de alimentos. Cuando consumes alimentos, tu cuerpo descompone los nutrientes para extraer energía y los almacena en forma de calorías. Carbohidratos, grasas y proteínas son las fuentes primarias de estas calorías. Sin embargo, el exceso de calorías se almacena en forma de grasa para ser utilizada posteriormente.

El proceso de quema de calorías, conocido como metabolismo, es igualmente crucial. Tu cuerpo quema calorías para realizar actividades cotidianas, desde funciones básicas como la respiración y la digestión hasta actividades más extenuantes como el ejercicio físico. La tasa metabólica basal (TMB) representa la cantidad de calorías que tu cuerpo necesita para realizar funciones básicas en reposo. El ejercicio y la actividad física aumentan el gasto calórico total.

La relación entre la ingesta y el gasto calórico es fundamental para entender el equilibrio energético. Cuando consumes más calorías de las que quemas, el exceso se almacena como grasa, lo que lleva al aumento de peso. Por otro lado, si quemas más calorías de las que consumes, se produce la pérdida de peso.

El tipo de alimentos que eliges también influye en cómo se acumulan y queman las calorías. Alimentos ricos en nutrientes, como frutas, verduras y proteínas magras, no solo proporcionan energía sino también nutrientes esenciales. Por otro lado, los alimentos altos en grasas y azúcares pueden llevar a un exceso calórico y al almacenamiento de grasa si no se queman adecuadamente.

La edad, género, genética y nivel de actividad física también afectan el equilibrio calórico. A medida que envejeces, la tasa metabólica puede disminuir, haciendo que sea más fácil acumular grasa si no ajustas tu ingesta calórica. El proceso de acumulación y quema de calorías es una interacción dinámica entre la ingesta alimentaria y el gasto energético. Comprender esta dinámica te permite tomar decisiones informadas sobre tu dieta y estilo de vida, abriendo la puerta a un manejo efectivo y sostenible del peso corporal.

Estrategias efectivas para perder peso de manera saludable

Perder peso de manera saludable es un proceso holístico que va más allá de simplemente reducir la ingesta calórica. Se trata de adoptar un enfoque equilibrado que incorpore cambios sostenibles en tu estilo de vida. Aquí, exploraremos estrategias efectivas para lograr una pérdida de peso saludable.

Enfocarte en elecciones alimenticias saludables es clave. Opta por alimentos nutritivos y balanceados, como frutas, verduras, proteínas magras y granos enteros. Estos no solo te proporcionarán los nutrientes esenciales, sino que también te ayudarán a mantenerte lleno por más tiempo, evitando la tentación de consumir calorías vacías.

La moderación y la conciencia alimentaria son igualmente cruciales. Comer conscientemente implica prestar atención a las señales de hambre y saciedad de tu cuerpo, evitando comer en exceso. Además, reducir el tamaño de las porciones puede ser una estrategia efectiva para controlar la ingesta calórica sin sentir privación.

La actividad física regular es un componente esencial para perder peso de manera saludable. No solo quema calorías, sino que también mejora la salud cardiovascular, fortalece los músculos y promueve el bienestar general. Encuentra actividades que disfrutes para hacer que el ejercicio sea parte integral de tu rutina diaria.

Establecer metas realistas y alcanzables es fundamental para mantenerte motivado y enfocado. Evita objetivos poco realistas que puedan resultar inalcanzables y generar frustración. En su lugar, divídelos en metas a corto plazo, celebrando cada logro para mantener la motivación a lo largo del tiempo.

Superar los antojos y las malas elecciones alimenticias implica comprender las emociones detrás de estos comportamientos. Identificar desencadenantes emocionales te permite desarrollar estrategias saludables para lidiar con el estrés, la tristeza o el aburrimiento, sin recurrir a la comida como una solución rápida.

La calidad del sueño no debe subestimarse en el proceso de pérdida de peso. La falta de sueño puede afectar negativamente las hormonas relacionadas con el apetito, aumentando la probabilidad de elecciones alimenticias poco saludables. Establecer hábitos de sueño regulares y mejorar la calidad del descanso son pasos esenciales para optimizar la pérdida de peso. Perder peso de manera saludable implica un enfoque integral que abarca la nutrición, la actividad física, la salud emocional y el sueño. Adopta estrategias sostenibles que se ajusten a tu estilo de vida, y verás resultados duraderos y beneficios para tu bienestar general.

Consejos Para Hacer Elecciones Alimenticias Saludables

Tomar decisiones alimenticias saludables de manera intuitiva es fundamental para transformar tus hábitos alimenticios de forma efectiva y sostenible. La intuición alimentaria implica sintonizar con las señales naturales de tu cuerpo y responder a ellas de manera consciente. Aquí te proporcionaré consejos prácticos para cultivar esta conexión intuitiva con tu alimentación.

En primer lugar, escucha a tu cuerpo. Presta atención a las señales de hambre y saciedad que te envía. Antes de comer, evalúa si estás realmente hambriento o si es más una respuesta emocional. Comer cuando sientes hambre genuina y detenerte cuando estás satisfecho es clave para mantener un equilibrio saludable.

Practica la atención plena al comer. Evita distracciones como la televisión o el teléfono mientras comes. Enfócate en cada bocado, saborea los sabores y disfruta del proceso de alimentarte. La atención plena te ayuda a conectar con las sensaciones internas de tu cuerpo y a reconocer mejor las señales de saciedad.

Varía tu dieta de manera consciente. Asegúrate de incluir una amplia gama de alimentos nutritivos en tu dieta para garantizar una ingesta equilibrada de nutrientes. Los colores, sabores y texturas diferentes en tu plato no solo hacen que la comida sea más atractiva, sino que también proporcionan una variedad de beneficios para la salud.

Aprende a distinguir entre hambre física y emocional. Muchas veces, los antojos no están relacionados con la necesidad física de comida, sino con factores emocionales. Tómate un momento para reflexionar sobre tus emociones antes de comer y busca alternativas saludables para manejar el estrés, la tristeza u otras emociones sin recurrir a la comida.

Conoce tus preferencias alimenticias. Descubre qué alimentos te gustan y te hacen sentir bien. No se trata solo de seguir tendencias dietéticas, sino de encontrar una alimentación que se adapte a tu gusto personal y a tus necesidades nutricionales. Esto facilita la adherencia a una dieta saludable a largo plazo.

Mantén un equilibrio adecuado. No te castigues por disfrutar de alimentos indulgentes de vez en cuando, pero tampoco descuides la importancia de una dieta equilibrada y nutritiva. La moderación y el equilibrio son clave para una relación saludable con la comida.

Escucha las señales de tu cuerpo después de comer. Observa cómo te sientes después de las comidas. ¿Te sientes lleno y satisfecho, o experimentas malestar? Aprender a reconocer cómo diferentes alimentos afectan tu bienestar te ayudará a ajustar tu dieta de manera continua para satisfacer las necesidades de tu cuerpo.

La clave para hacer elecciones alimenticias saludables de manera intuitiva radica en la práctica constante y la autoconciencia. A medida que desarrollas este enfoque, te vuelves más consciente de las necesidades específicas de tu cuerpo y más capaz de tomar decisiones alimenticias que fomenten tu bienestar a largo plazo.

Incorporación de alimentos nutritivos en tu rutina diaria

Integrar alimentos nutritivos en tu rutina diaria no tiene por qué ser complicado. Hacer pequeños ajustes en tus hábitos alimenticios puede marcar una gran diferencia en tu salud general. Aquí te proporcionaré consejos prácticos para incorporar fácilmente alimentos nutritivos en tu día a día.

Empieza el día con un desayuno balanceado. Incluye alimentos ricos en proteínas, como huevos, yogur o avena, junto con frutas y grasas saludables. Un desayuno equilibrado te proporciona la energía necesaria para comenzar el día y establece el tono para elecciones alimenticias saludables a lo largo del día.

Aprovecha los snacks saludables. En lugar de recurrir a opciones procesadas y ricas en azúcares, opta por snacks nutritivos como frutas, nueces o yogur. Tenlos a mano para evitar decisiones impulsivas y asegurarte de tener opciones saludables disponibles cuando sientas hambre entre comidas.

Incorpora verduras en cada comida. Añadir verduras a tus comidas es una forma fácil y efectiva de aumentar tu ingesta de nutrientes. Agrega espinacas a tus batidos, incluye ensaladas coloridas como acompañamiento o mezcla vegetales en tus platos principales para maximizar la variedad nutricional.

Planifica tus comidas con anticipación. Dedica tiempo a planificar tus comidas y meriendas para la semana. Esto te permite asegurarte de incluir alimentos nutritivos y evita recurrir a opciones menos saludables por conveniencia. La planificación también facilita la compra de ingredientes frescos y nutritivos.

Experimenta con recetas saludables. Encuentra recetas que incorporen ingredientes nutritivos de manera deliciosa. La cocina en casa te brinda control sobre los ingredientes y te permite personalizar tus comidas según tus preferencias. Descubre nuevas formas de preparar alimentos saludables para mantener la variedad en tu dieta.

Hidrátate adecuadamente. A menudo, la hidratación se pasa por alto, pero es esencial para el funcionamiento óptimo del cuerpo. Elige agua como tu principal fuente de hidratación y considera infusiones de hierbas o agua con rodajas de frutas para agregar sabor sin calorías adicionales.

Sé consciente de tus porciones. Controlar el tamaño de las porciones es clave para evitar el exceso de calorías. Utiliza platos más pequeños, escucha las señales de saciedad de tu cuerpo y evita la tentación de servir porciones excesivas.

Aprende a leer las etiquetas nutricionales. Familiarízate con la información nutricional en los envases de los alimentos. Esto te ayuda a tomar decisiones informadas sobre la calidad nutricional de los productos y a elegir opciones más saludables.

Con pequeños cambios consistentes, estarás creando hábitos que contribuirán significativamente a tu bienestar general. La clave es la consistencia y la flexibilidad para adaptar estas prácticas a tu estilo de vida único.

Establecimiento De Metas Realistas Y Alcanzables

Establecer metas realistas y alcanzables es un elemento clave para impulsar tu motivación y alcanzar el éxito en cualquier área de tu vida, incluida la salud y la alimentación. Las metas bien definidas te brindan dirección, propósito y un marco claro para medir tu progreso. Aquí te guiaré en el proceso de establecer metas realistas que te impulsen hacia un estilo de vida saludable y sostenible.

Primero, es fundamental que tus metas sean específicas y claras. En lugar de decir "quiero perder peso", define cuánto peso deseas perder y en qué plazo. Por ejemplo, podrías establecer la meta de perder 5 kilogramos en los próximos tres meses. Esto proporciona una orientación clara y te ayuda a medir tu avance de manera más efectiva.

La relevancia de tus metas es crucial para mantenerte motivado. Pregúntate a ti mismo por qué esta meta es importante para ti. Si tu objetivo es perder peso, podría ser para mejorar tu salud, aumentar tu energía o sentirte más seguro contigo mismo. Al conectar tus metas con valores personales, aumentas la probabilidad de mantenerte enfocado incluso en momentos desafiantes.

La temporalidad es otro aspecto esencial. Divide tu objetivo a largo plazo en metas a corto plazo más manejables. Por ejemplo, si tu meta final es perder 10 kilogramos, establece hitos mensuales de 2 a 3 kilogramos. Esto hace que el proceso sea menos abrumador y te permite celebrar pequeños logros a lo largo del camino.

La realista evaluación de tus habilidades y circunstancias es fundamental. Considera tu nivel actual de actividad física, tus preferencias alimenticias y tu estilo de vida. No te impongas metas extremadamente difíciles de alcanzar, ya que esto puede generar desmotivación. En cambio, busca un equilibrio entre el desafío y la alcanzabilidad.

Haz tus metas medibles. Utiliza indicadores específicos para evaluar tu progreso. Si tu objetivo es incorporar más frutas y verduras en tu dieta, establece la meta de consumir al menos cinco porciones al día. Esto te brinda un criterio claro para evaluar tu éxito y ajustar tus hábitos según sea necesario.

La flexibilidad también es clave. La vida está llena de imprevistos y desafíos, por lo que es importante adaptar tus metas según sea necesario. No te desanimes si enfrentas obstáculos; en su lugar, ajusta tu enfoque y continúa trabajando hacia tus metas de manera progresiva.

La visualización es una herramienta poderosa. Imagina cómo te sentirás y cómo se verá tu vida al alcanzar tus metas. Visualizar el éxito te ayuda a mantener la motivación y a superar los momentos difíciles. Puedes crear un tablero de visión o simplemente tomarte un tiempo cada día para visualizar tus logros.

El establecimiento de metas realistas y alcanzables es un proceso deliberado que requiere claridad, relevancia, temporalidad y flexibilidad. Al enfocarte en metas específicas y dividirlas en hitos más pequeños, te proporcionas un camino claro hacia el éxito. Conecta tus metas con tu motivación personal y mantén una mentalidad positiva y adaptable a medida que avanzas hacia un estilo de vida más saludable.

Estrategias para superar los antojos y las malas elecciones alimenticias

Superar los antojos y resistir las malas elecciones alimenticias es un desafío común en el camino hacia una alimentación saludable. Sin embargo, con estrategias adecuadas, puedes desarrollar la capacidad de tomar decisiones más conscientes y saludables, fortaleciendo tu compromiso con tus metas de bienestar. Aquí te presentaré estrategias prácticas para superar los antojos y evitar las malas elecciones alimenticias.

Entiende la raíz de tus antojos. Los antojos a menudo están relacionados con factores emocionales, como el estrés, la tristeza o el aburrimiento. Reflexiona sobre tus hábitos alimenticios y trata de identificar los desencadenantes emocionales que pueden llevar a los antojos. Desarrollar conciencia sobre tus patrones emocionales te permite abordar las causas subyacentes.

Mantén opciones saludables a mano. Asegúrate de tener alimentos nutritivos y satisfactorios disponibles para cuando surjan los antojos. Frutas frescas, frutos secos, yogur griego o vegetales cortados son opciones convenientes y saludables que puedes tener fácilmente a tu alcance.

Planifica tus comidas y meriendas. La planificación es una herramienta poderosa para evitar decisiones impulsivas. Programa tus comidas y meriendas con anticipación para asegurarte de estar bien alimentado a lo largo del día. Esto reduce la probabilidad de que te enfrentes a situaciones en las que puedas caer en malas elecciones alimenticias.

Aprende a distinguir entre hambre real y antojos. Cuando sientas la necesidad de comer, toma un momento para evaluar si es hambre física o un antojo emocional. El hambre real suele ser gradual y acompañada de sensaciones físicas, mientras que los antojos pueden ser repentinos y estar vinculados a situaciones emocionales.

Incorpora variedad en tu dieta. La monotonía alimentaria puede aumentar la probabilidad de antojos. Introduce una variedad de alimentos nutritivos en tu dieta para mantener el interés y la satisfacción. Experimenta con nuevas recetas y descubre opciones saludables que disfrutes.

Establece límites para alimentos indulgentes. No es necesario eliminar por completo los alimentos indulgentes, pero establecer límites claros puede ayudar a prevenir el exceso. Disfruta de tus indulgencias favoritas con moderación y busca alternativas más saludables cuando sea posible.

Desarrolla estrategias para enfrentar el estrés. El estrés puede ser un desencadenante importante para los antojos y las malas elecciones alimenticias. Incorpora técnicas de manejo del estrés, como la meditación, el yoga o la respiración profunda, para abordar el estrés de manera más saludable.

Busca apoyo y responsabilidad. Comparte tus metas con amigos, familiares o compañeros de trabajo que te brinden apoyo. Tener a alguien con quien compartir tus desafíos y triunfos puede aumentar la responsabilidad y motivación.

Cultiva una relación positiva con la comida. Evita etiquetar los alimentos como "buenos" o "malos". En lugar de eso, enfócate en la calidad nutricional de tus elecciones y disfruta de tus comidas con conciencia. Una relación más positiva con la comida reduce la probabilidad de caer en patrones de alimentación restrictivos. Superar los antojos y resistir las malas elecciones alimenticias implica comprender las causas subyacentes, planificar con anticipación y cultivar una relación equilibrada con la comida. Con estas estrategias, fortalecerás tu capacidad para tomar decisiones alimenticias más saludables y estarás mejor equipado para alcanzar tus metas de bienestar.

Consejos Para Simplificar La Planificación De Comidas

Simplificar la planificación de comidas es esencial para ahorrar tiempo, reducir el estrés y facilitar la adopción de hábitos alimenticios saludables. La planificación efectiva no solo te permite mantener una dieta equilibrada, sino que también optimiza tu tiempo en la cocina. Aquí te presentaré consejos prácticos para simplificar tu planificación de comidas y hacer que el proceso sea más eficiente y accesible.

En primer lugar, establece un menú semanal. Planificar tus comidas para toda la semana te brinda una visión clara de lo que necesitarás y evita la incertidumbre diaria sobre qué cocinar. Dedica un tiempo específico cada semana para elaborar un menú que incluya desayunos, almuerzos, cenas y snacks. Esto no solo facilita las compras, sino que también te ayuda a mantener un equilibrio nutricional.

Aprovecha ingredientes versátiles. Selecciona ingredientes que puedan usarse en varias recetas. Por ejemplo, si planeas comprar pollo, puedes utilizarlo en ensaladas, wraps, o como plato principal con diferentes acompañamientos. Esto reduce la lista de compras y minimiza el desperdicio de alimentos al aprovechar ingredientes en múltiples preparaciones.

Prioriza recetas simples y rápidas. Opta por recetas que requieran pocos ingredientes y pasos sencillos. Hay muchas opciones deliciosas y nutritivas que no demandan horas en la cocina. Busca recetas que se ajusten a tu nivel de habilidad y tiempo disponible, haciendo que la preparación de las comidas sea más accesible en tu rutina diaria.

Implementa un día específico para la preparación de comidas. Designar un día a la semana para la preparación de comidas te permite anticipar y organizar los alimentos para los días siguientes. Dedica unas horas a cortar verduras, cocinar proteínas y preparar porciones para congelar. Esto te libera de tareas diarias y facilita la creación de comidas saludables durante la semana.

Utiliza contenedores y etiquetas. Almacena tus comidas preparadas en contenedores adecuados y etiquétalos con la fecha de preparación y el contenido. Esto no solo te ayuda a mantener una organización efectiva en el refrigerador o congelador, sino que también te permite conocer la frescura de tus alimentos para evitar desperdicios.

Considera opciones de ingredientes congelados. Los ingredientes congelados, como vegetales, frutas y proteínas, son convenientes y tienen una larga vida útil. Incorporar estos elementos a tu planificación de comidas agiliza la preparación y garantiza que siempre tengas opciones saludables disponibles, especialmente en momentos en que los productos frescos puedan ser escasos.

Aprovecha las sobras de manera creativa. No subestimes el poder de las sobras. Reutilizar los alimentos que preparaste anteriormente puede ahorrarte tiempo y esfuerzo. Por ejemplo, el pollo asado de la cena puede convertirse en un sabroso wrap para el almuerzo del día siguiente. Esto minimiza la necesidad de cocinar constantemente desde cero.

Haz compras inteligentes. Elabora una lista de compras basada en el menú planificado y apegándote a ella al momento de ir al supermercado. Esto evita compras impulsivas y garantiza que tengas todos los ingredientes necesarios para tus comidas. Además, comprar en grandes cantidades ingredientes no perecederos puede reducir la frecuencia de tus visitas al supermercado.

Sincroniza tus comidas con tu agenda. Ajusta tus comidas de acuerdo con tus compromisos diarios. Si sabes que tendrás un día ocupado, opta por comidas más rápidas y fáciles de preparar. La sincronización te permite adaptar tu planificación de comidas a tu estilo de vida, evitando estrés innecesario.

Simplificar la planificación de comidas requiere enfoque y organización. Al establecer un menú semanal, aprovechar ingredientes versátiles y dedicar tiempo específico a la preparación, puedes optimizar el proceso y hacer que la alimentación saludable sea más accesible en tu vida cotidiana. Al adoptar estos consejos, te encontrarás ahorrando tiempo y disfrutando de comidas deliciosas y nutritivas sin complicaciones excesivas.

Guía paso a paso para la preparación de alimentos en lotes

La preparación de alimentos en lotes es una estrategia eficaz para simplificar tu rutina y asegurarte de tener comidas saludables listas para disfrutar durante toda la semana. Al invertir tiempo en la preparación anticipada, ahorras esfuerzo diario y reduces la tentación de recurrir a opciones menos saludables. Aquí te presentaré una guía paso a paso para la preparación de alimentos en lotes, facilitándote la implementación de esta práctica en tu vida cotidiana.

Paso 1: Planificación de menú y recetas

Comienza por planificar el menú para la semana. Selecciona recetas que sean adecuadas para la preparación de lotes y que puedan conservar su calidad al ser almacenadas. Opta por platos que incluyan proteínas magras, granos enteros y una variedad de vegetales para garantizar una dieta balanceada.

Paso 2: Creación de una lista de compras

Con base en las recetas seleccionadas, elabora una lista de compras detallada. Asegúrate de incluir todos los ingredientes necesarios para evitar interrupciones durante la preparación. Comprar en grandes cantidades puede ser beneficioso para aprovechar descuentos y reducir la frecuencia de tus visitas al supermercado.

Paso 3: Preparación de ingredientes

Dedica tiempo a lavar, cortar y preparar los ingredientes antes de comenzar a cocinar. Esta etapa es fundamental para agilizar el proceso y garantizar que todo esté listo cuando llegue el momento de cocinar. Al tener los ingredientes preparados, minimizas el tiempo de preparación y simplificas la ejecución de las recetas.

Paso 4: Cocina eficiente

Opta por recetas que puedan prepararse en grandes cantidades, como guisos, sopas, o platos al horno. Utiliza utensilios de cocina que te permitan preparar porciones abundantes. Cocinar en lotes te permite maximizar la eficiencia y reducir el tiempo dedicado a la cocina en días posteriores.

Paso 5: Almacenamiento adecuado

Una vez que las comidas estén cocinadas, divide las porciones en contenedores herméticos. Asegúrate de etiquetar cada recipiente con la fecha de preparación y el contenido. Almacenar las comidas de manera organizada facilita la identificación y evita el desperdicio.

Paso 6: Congelación de porciones

Si alguna de tus recetas es apta para congelar, considera dividir las porciones en contenedores aptos para congelador. Esto amplía la vida útil de tus comidas preparadas y te brinda opciones adicionales para variar tu dieta en el futuro.

Paso 7: Programación de comidas semanales

Establece un plan para consumir las comidas preparadas durante la semana. Coordina tus comidas con tu agenda diaria, asegurándote de tener opciones listas para los días más ocupados. La planificación te permite disfrutar de comidas saludables sin la necesidad constante de cocinar.

Paso 8: Rotación de menú

A medida que avanzas en la semana, aprovecha la variedad de tus comidas preparadas. Esto no solo mantiene tu dieta interesante, sino que también garantiza que estés obteniendo una gama diversa de nutrientes. La rotación del menú evita la monotonía y fomenta la adherencia a hábitos alimenticios saludables.

Paso 9: Evaluación y ajuste

Al final de la semana, reflexiona sobre tu experiencia con la preparación de lotes. Identifica lo que funcionó bien y lo que podría mejorarse. Ajusta tu enfoque según tus necesidades y preferencias, refinando continuamente tu proceso de preparación de alimentos en lotes.

Al seguir esta guía paso a paso, incorporar la preparación de alimentos en lotes se vuelve más accesible y eficiente. Con el tiempo, descubrirás cómo esta práctica no solo simplifica tu vida, sino que también te ayuda a mantener una dieta saludable sin sacrificar la calidad ni el sabor de tus comidas.

La Importancia Del Autocuidado Y La Toma De Decisiones Informadas

El control total de tu salud y futuro es un compromiso significativo que va más allá de simples cambios temporales en tu estilo de vida. Implica un enfoque integral que destaca la importancia del autocuidado y la toma de decisiones informadas para cultivar un bienestar duradero. Comprender y aplicar estos principios no solo impacta tu salud presente, sino que sienta las bases para un futuro más saludable y equilibrado.

El autocuidado es el pilar fundamental de este proceso. Implica la atención consciente a tus necesidades físicas, mentales y emocionales. Muchas veces, en la vida diaria, nos sumergimos en las exigencias externas y descuidamos nuestra propia salud. El autocuidado implica un cambio de mentalidad, asignando tiempo y atención a tu bienestar de la misma manera en que lo harías para cumplir con responsabilidades laborales o personales.

Una parte esencial del autocuidado es la priorización de la salud preventiva. No esperes a que aparezcan problemas de salud para tomar medidas. Realiza chequeos médicos regulares, mantén un estilo de vida activo y adopta una dieta equilibrada. La prevención y la detección temprana son fundamentales para abordar problemas de salud antes de que se vuelvan crónicos o más difíciles de manejar.

La toma de decisiones informadas es otro componente crucial. Esto implica educarte sobre tu propia salud, entender las opciones disponibles y elegir conscientemente lo que es mejor para ti. Consulta con profesionales de la salud, investiga las opciones de tratamiento y comprende los posibles efectos de tus decisiones en tu bienestar a corto y largo plazo. La información empoderadora te permite tomar decisiones fundamentadas que se alinean con tus metas de salud a largo plazo.

El autocuidado y la toma de decisiones informadas van de la mano, formando una sinergia que maximiza tu control sobre tu salud. Esto incluye la gestión del estrés, la incorporación de hábitos de sueño saludables y la búsqueda de actividades que te proporcionen satisfacción y equilibrio emocional. No se trata solo de tratar los síntomas, sino de abordar las raíces de tus desafíos de salud para lograr cambios significativos y duraderos.

Un aspecto clave es aprender a establecer límites y decir no cuando sea necesario. Muchas veces, la presión social o laboral puede llevar a compromisos que afectan negativamente tu salud. Aprender a establecer límites saludables es una parte esencial del autocuidado, permitiéndote priorizar tu bienestar sin sentirte culpable.

La importancia de la toma de decisiones informadas también se refleja en la gestión de condiciones crónicas. Aquí, el entendimiento profundo de tu situación de salud, las opciones de tratamiento disponibles y las implicaciones de cada decisión son esenciales. Ser un defensor activo de tu propia salud, colaborando con profesionales médicos para diseñar un plan de tratamiento personalizado, te coloca en el asiento del conductor de tu bienestar a largo plazo.

El control total de tu salud y futuro se construye sobre los cimientos sólidos del autocuidado y la toma de decisiones informadas. Adoptar un enfoque proactivo hacia tu bienestar, priorizando la prevención y la gestión efectiva de tu salud mental y emocional, establece el escenario para un futuro más saludable y equilibrado. Al asumir la responsabilidad de tu salud y tomar decisiones fundamentadas, te conviertes en el principal protagonista de tu bienestar a lo largo del tiempo.

Estrategias para establecer metas y seguir un plan a largo plazo

Establecer metas y seguir un plan a largo plazo es esencial para lograr el control total de tu salud y futuro. Las metas bien definidas proporcionan dirección y propósito, mientras que un plan a largo plazo te guía en la implementación sostenible de cambios saludables. Aquí exploraremos estrategias prácticas para establecer metas efectivas y seguir un plan que te lleve hacia un futuro más saludable y equilibrado.

1. Claridad y Especificidad en las Metas

La claridad es fundamental al establecer metas. En lugar de metas vagas como "quiero ponerme en forma", define objetivos específicos y medibles. Por ejemplo, podrías proponerte correr 5 kilómetros en un determinado período o mejorar tu resistencia física. La especificidad te brinda un marco claro para medir tu progreso y te mantiene enfocado en objetivos concretos.

2. Metas Realistas y Alcanzables

Establecer metas que sean realistas y alcanzables es crucial para mantener la motivación y evitar la desilusión. Evalúa tu situación actual, considera tus compromisos y capacidades, y establece metas que se alineen con tu realidad. Esto no significa renunciar a metas ambiciosas, sino adaptarlas a un marco temporal y de esfuerzo alcanzable.

3. Desglose de Metas a Corto, Mediano y Largo Plazo

Divide tus metas en plazos específicos. Establecer metas a corto plazo te permite celebrar logros rápidos y mantener la motivación. Los objetivos a medio plazo actúan como hitos que te acercan a tus metas finales, mientras que las metas a largo plazo brindan la visión global y el propósito a largo plazo. Este enfoque escalonado facilita la gestión y el seguimiento de tus progresos.

4. Integración de Metas en tu Estilo de Vida

Asegúrate de que tus metas sean compatibles con tu estilo de vida. Integra cambios graduales y sostenibles en lugar de adoptar enfoques extremos que sean difíciles de mantener. Por ejemplo, si tu objetivo es mejorar tu dieta, comienza incorporando pequeños cambios en tus hábitos alimenticios diarios antes de realizar una transformación radical.

5. Flexibilidad y Adaptabilidad

La vida está llena de imprevistos, y es importante ser flexible en tu enfoque. Si enfrentas obstáculos o cambios en tu situación, ajusta tus metas según sea necesario. La adaptabilidad te permite superar desafíos sin perder de vista tus objetivos a largo plazo.

6. Seguimiento y Evaluación Continua

Establece un sistema para hacer un seguimiento regular de tu progreso. Lleva un registro de tus logros y ajusta tu plan según sea necesario. La evaluación continua te proporciona información valiosa sobre lo que funciona y lo que necesita ajustarse, permitiéndote tomar decisiones informadas sobre tu enfoque a largo plazo.

7. Celebración de Logros Intermedios

Celebra tus logros, incluso los más pequeños. Reconocer y celebrar tus éxitos intermedios refuerza la motivación y te recuerda el progreso que has logrado. Esto crea un ciclo positivo que te impulsa a seguir trabajando hacia tus metas a largo plazo.

8. Enfoque Holístico en la Salud

Cuando establezcas metas, considera aspectos holísticos de la salud. No te limites solo a objetivos físicos, sino también a metas relacionadas con tu bienestar mental y emocional. El equilibrio en estos aspectos contribuye a un futuro más saludable y sostenible.

9. Apoyo Social y Profesional

Comparte tus metas con amigos, familiares o busca apoyo profesional. Contar con un sistema de apoyo te brinda motivación adicional y recursos para superar desafíos. Los profesionales de la salud, como nutricionistas o entrenadores personales, pueden proporcionar orientación experta para optimizar tu plan a largo plazo.

10. Reevaluación y Ajuste Periódico

A medida que avanzas en tu viaje, revisa y ajusta tus metas según sea necesario. Las circunstancias y tus prioridades pueden cambiar con el tiempo, y tu plan a largo plazo debe ser lo suficientemente flexible para adaptarse a estas transformaciones.

Establecer metas y seguir un plan a largo plazo implica un enfoque estratégico y sostenible. Al adoptar metas claras, realistas y específicas, integrarlas en tu estilo de vida, ser flexible y recibir apoyo, estarás en el camino hacia un futuro más saludable y equilibrado. El control total de tu salud y futuro se logra a través de la persistencia, la adaptabilidad y el compromiso constante con tus metas a largo plazo.

Cambios Simples Pero Efectivos En Tu Dieta Y Estilo De Vida

La potenciación de cambios significativos en tu vida no siempre requiere transformaciones drásticas. A menudo, son los ajustes simples pero efectivos en tu dieta y estilo de vida los que pueden generar un impacto duradero en tu bienestar. Abordar la salud desde una perspectiva holística, incorporando hábitos positivos de manera realista y sostenible, es la clave para impulsar cambios significativos a largo plazo.

En el ámbito de la dieta, comenzar con pequeños ajustes puede marcar una gran diferencia. En lugar de embarcarte en dietas extremadamente restrictivas, considera realizar modificaciones graduales en tu elección de alimentos. Por ejemplo, sustituir los snacks altos en grasas y azúcares por opciones más saludables, como frutas, frutos secos o yogur natural, puede ser un cambio sencillo pero impactante.

La moderación en las porciones es otro cambio simple pero efectivo. No se trata de privarse, sino de aprender a disfrutar de los alimentos de manera consciente y controlada. Reducir las porciones y prestar atención a las señales de saciedad de tu cuerpo puede ayudarte a evitar el exceso de ingesta, promoviendo un equilibrio en tu dieta sin sentirte privado de tus alimentos favoritos.

La hidratación adecuada es un aspecto fundamental y fácil de pasar por alto en la dieta. Introducir el hábito de beber suficiente agua a lo largo del día puede tener beneficios significativos para tu salud. El agua desempeña un papel crucial en funciones corporales clave y puede contribuir a la pérdida de peso al mantener un adecuado funcionamiento metabólico y controlar el apetito.

Además de los cambios en la dieta, el estilo de vida también desempeña un papel crucial en tu bienestar general. La incorporación de actividad física regular, aunque sea en pequeñas cantidades, puede generar impactos significativos en tu salud. No es necesario un entrenamiento intenso; incluso caminar, subir escaleras o realizar ejercicios de bajo impacto pueden mejorar tu salud cardiovascular, fortalecer los músculos y contribuir a la gestión del peso.

La gestión del estrés es otro aspecto fundamental para potenciar cambios significativos en tu estilo de vida. La práctica de técnicas de relajación, como la meditación o el yoga, puede ayudar a reducir los niveles de estrés, mejorando no solo tu bienestar mental sino también tu salud física. La conexión entre el estrés y la alimentación emocional destaca la importancia de abordar estos aspectos en conjunto para lograr cambios duraderos.

El descanso adecuado también se encuentra en la lista de cambios simples pero fundamentales. Asegurarte de obtener un sueño de calidad contribuye a la recuperación del cuerpo, regula las hormonas relacionadas con el apetito y mejora tu capacidad para enfrentar el día siguiente. Pequeñas modificaciones en tus hábitos de sueño, como establecer una rutina regular antes de acostarte o crear un ambiente propicio para el descanso, pueden marcar la diferencia.

Reducir la exposición a factores perjudiciales, como el consumo excesivo de alcohol o el tabaquismo, son cambios que, aunque parezcan pequeños, tienen un impacto significativo en tu salud a largo plazo. Eliminar gradualmente estos hábitos perjudiciales contribuye a mejorar la calidad de vida y reducir el riesgo de enfermedades crónicas.

Potenciar cambios significativos en tu dieta y estilo de vida no requiere una revolución completa. Enfocarte en ajustes simples pero efectivos, como mejoras en la elección de alimentos, la actividad física regular, la gestión del estrés, el sueño adecuado y la eliminación de hábitos perjudiciales, puede generar resultados duraderos. La consistencia en estas pequeñas modificaciones es la clave para experimentar un impacto positivo en tu bienestar general y construir una base sólida para un futuro más saludable.

Cómo pequeñas modificaciones pueden generar resultados significativos

La comprensión de cómo pequeñas modificaciones en tu vida cotidiana pueden tener un impacto significativo es esencial para potenciar cambios duraderos en tu bienestar. A menudo, subestimamos el poder de ajustes simples, pero la consistencia en estas pequeñas mejoras puede conducir a resultados notables en la salud física y mental. Explorar cómo pequeñas modificaciones pueden generar resultados significativos te permitirá adoptar un enfoque realista y sostenible hacia una vida más saludable.

Una de las áreas donde las pequeñas modificaciones pueden tener un gran impacto es en la elección de alimentos. Introducir alimentos más nutritivos en tu dieta diaria no significa una revisión completa de tu despensa, sino pequeños cambios que suman beneficios a largo plazo. Incorporar más frutas, verduras, granos enteros y proteínas magras en tus comidas puede mejorar la ingesta de nutrientes esenciales sin requerir una transformación radical en tus hábitos alimenticios.

El concepto de "comer conscientemente" también destaca cómo pequeñas modificaciones en tus hábitos alimenticios pueden influir en la relación que tienes con la comida. Prestar atención a las señales de hambre y saciedad, disfrutar de cada bocado y reducir las distracciones durante las comidas son ajustes simples pero poderosos que promueven una alimentación más consciente. Este enfoque puede ayudar a evitar el consumo excesivo y fomentar una conexión más saludable con la comida.

En términos de actividad física, pequeñas modificaciones en tu rutina diaria pueden tener un impacto acumulativo. Optar por caminar en lugar de tomar el transporte público, elegir las escaleras en lugar del ascensor o incorporar breves sesiones de estiramiento durante el día son ajustes simples que aumentan tu nivel de actividad física sin requerir una inversión significativa de tiempo o recursos.

La gestión del estrés es otro ámbito donde pequeñas modificaciones pueden generar resultados significativos. La introducción de prácticas de relajación, como la respiración profunda o la meditación breve, en momentos clave del día puede tener un impacto positivo en tu respuesta al estrés. Estos cambios simples no solo reducen la ansiedad, sino que también contribuyen a mejorar tu salud mental en general.

La mejora en la calidad del sueño es otro ejemplo de cómo pequeñas modificaciones pueden generar grandes resultados. Ajustes simples en tu rutina antes de acostarte, como limitar la exposición a pantallas electrónicas y crear un ambiente propicio para el sueño, pueden mejorar la duración y la calidad de tu descanso. Esto, a su vez, influye en tu energía diaria, capacidad de concentración y bienestar general.

La eliminación gradual de hábitos perjudiciales es una estrategia poderosa que se basa en pequeñas modificaciones continuas. Reducir el consumo de tabaco o alcohol, incluso en pequeñas cantidades, tiene beneficios acumulativos para la salud a largo plazo. Este enfoque evita la presión de cambios drásticos y fomenta la adopción de hábitos más saludables de manera progresiva.

Entender cómo pequeñas modificaciones en la dieta y el estilo de vida pueden generar resultados significativos es esencial para construir un enfoque sostenible hacia la salud. Al adoptar ajustes simples pero consistentes en la elección de alimentos, la actividad física, la gestión del estrés y la calidad del sueño, experimentarás beneficios acumulativos que contribuyen a un bienestar general duradero. La clave radica en la consistencia y en reconocer el poder transformador de pequeñas mejoras diarias.

Consejos Para Distribuir Las Comidas Y Las Calorías De Manera Equilibrada

Optimizar el consumo de alimentos no se trata solo de contar calorías, sino de adoptar un enfoque equilibrado que brinde los nutrientes esenciales que tu cuerpo necesita a lo largo del día. Aquí, exploraremos consejos prácticos para distribuir las comidas y las calorías de manera equilibrada, maximizando así los beneficios para tu salud y bienestar.

1. Planificación de Comidas Equilibradas

Una de las claves para una distribución equilibrada de comidas y calorías es la planificación. Antes de comenzar el día, considera los alimentos que formarán parte de tus comidas y cómo se distribuirán a lo largo del día. Una dieta bien planificada asegura que recibas una variedad de nutrientes esenciales, evitando desequilibrios nutricionales.

2. Desayuno Nutritivo y Energético

Inicia el día con un desayuno equilibrado que incluya proteínas, carbohidratos y grasas saludables. Esta combinación proporciona una fuente sostenible de energía y ayuda a mantener la saciedad durante la mañana. Incorpora alimentos como huevos, avena, frutas y grasas saludables como aguacate o frutos secos.

3. Distribución de Proteínas a lo Largo del Día

Distribuir la ingesta de proteínas de manera equitativa en cada comida es esencial para el crecimiento y reparación de tejidos, así como para mantener la masa muscular. Incluye fuentes de proteínas magras como pollo, pescado, legumbres o tofu en cada comida para garantizar un suministro constante de aminoácidos.

4. Carbohidratos Complejos en Porciones Moderadas

Los carbohidratos son una fuente clave de energía, pero su distribución debe ser cuidadosa. Opta por carbohidratos complejos, como granos enteros, verduras y legumbres, y distribúyelos a lo largo del día. Evita las comidas ricas en carbohidratos refinados, ya que pueden provocar picos y caídas en los niveles de azúcar en la sangre.

5. Inclusión de Grasas Saludables en Cada Comida

Las grasas saludables son esenciales para la absorción de vitaminas liposolubles y el funcionamiento adecuado de órganos. Incluye fuentes de grasas saludables, como aceite de oliva, aguacate, nueces y pescado graso, en cada comida para mantener un equilibrio adecuado de nutrientes.

6. Refrigerios Nutritivos entre Comidas

Incorporar refrigerios entre comidas principales puede ayudar a mantener niveles de energía estables y prevenir la sobreingesta en las comidas principales. Opta por opciones saludables, como frutas, yogur natural, nueces o verduras con hummus, para satisfacer el hambre sin comprometer tu equilibrio nutricional.

7. Control de las Porciones

Además de la elección de alimentos, controlar las porciones es crucial para una distribución equilibrada de calorías. Presta atención a las señales de saciedad y evita comer en exceso. Utiliza platos más pequeños y toma tu tiempo para disfrutar de cada bocado, permitiendo que tu cuerpo registre las señales de satisfacción.

8. Hidratación Constante

La hidratación juega un papel clave en el equilibrio nutricional. Bebe agua regularmente a lo largo del día para mantener la hidratación adecuada. A veces, la sensación de hambre puede deberse a la deshidratación, por lo que asegurarte de beber suficiente agua puede ayudar a controlar el apetito.

9. Adaptación a las Necesidades Individuales

Cada persona es única, y las necesidades nutricionales varían. Ajusta la distribución de comidas y calorías según tus requerimientos individuales, considerando factores como la actividad física, el metabolismo y las metas específicas de salud.

10. Moderación y Flexibilidad

Adopta una mentalidad de moderación y flexibilidad en tu enfoque nutricional. Permitirte indulgencias ocasionales dentro de un patrón general de alimentación equilibrada promueve una relación saludable con la comida y evita la sensación de privación.

La distribución equilibrada de comidas y calorías implica una planificación cuidadosa y la inclusión de una variedad de alimentos nutritivos en cada comida. Al adoptar estos consejos prácticos, puedes maximizar los beneficios para tu salud y bienestar, asegurando que tu cuerpo reciba los nutrientes necesarios de manera constante a lo largo del día. Este enfoque equilibrado no solo es clave para el rendimiento físico y mental, sino también para mantener una relación saludable con la comida.

Importancia de la regularidad en la ingesta de alimentos

La regularidad en la ingesta de alimentos es un componente fundamental para mantener un equilibrio nutricional y favorecer la salud a largo plazo. Este aspecto va más allá de simplemente comer en intervalos regulares; implica sincronizar las comidas de manera coherente con las necesidades del cuerpo para garantizar un suministro constante de energía y nutrientes esenciales. Aquí, exploraremos la importancia de la regularidad en la ingesta de alimentos y cómo puede influir positivamente en diversos aspectos de tu bienestar.

1. Estabilidad en los Niveles de Energía

Mantener una rutina regular de comidas contribuye a la estabilidad en los niveles de energía a lo largo del día. Al proporcionar al cuerpo una fuente constante de nutrientes, evitas picos y caídas bruscas en los niveles de azúcar en la sangre, lo que se traduce en una energía más sostenible. Este equilibrio nutricional es esencial para sostener las actividades diarias y optimizar el rendimiento físico y mental.

2. Regulación del Metabolismo

La regularidad en la ingesta de alimentos juega un papel clave en la regulación del metabolismo. Comer regularmente indica al cuerpo que continuará recibiendo un suministro constante de combustible, lo que promueve un metabolismo eficiente. Por otro lado, saltarse comidas o tener largos periodos sin alimentarse puede conducir a una desaceleración del metabolismo, ya que el cuerpo puede entrar en un estado de conservación de energía.

3. Control del Apetito y Evitación de Atracón

Mantener una programación regular de comidas contribuye al control del apetito. Comer en intervalos adecuados ayuda a evitar la sensación extrema de hambre, lo que podría llevar a elecciones alimenticias poco saludables o a atracones. Un patrón de alimentación regular permite una mejor gestión del tamaño de las porciones y reduce la probabilidad de caer en patrones de alimentación impulsivos.

4. Estabilidad Emocional y Mental

La regularidad en la ingesta de alimentos también influye en la estabilidad emocional y mental. La falta de nutrientes puede afectar negativamente el estado de ánimo y la concentración. Al mantener una ingesta regular de alimentos, proporcionas al cerebro los nutrientes necesarios para funcionar de manera óptima, lo que se traduce en un mejor bienestar emocional y cognitivo.

5. Prevención de Deficiencias Nutricionales

Comer regularmente y distribuir los nutrientes a lo largo del día es esencial para prevenir deficiencias nutricionales. Cada comida aporta una variedad de vitaminas, minerales y otros compuestos esenciales para diversas funciones corporales. Una alimentación irregular o desequilibrada puede resultar en la falta de ciertos nutrientes, lo que podría tener consecuencias negativas para la salud a largo plazo.

6. Apoyo a Metas de Salud y Peso

La regularidad en la ingesta de alimentos es fundamental cuando se busca alcanzar metas específicas de salud y peso. Mantener un patrón regular de comidas facilita la adhesión a planes dietéticos específicos y evita comportamientos extremos que pueden ser perjudiciales. Además, contribuye a la pérdida de peso o al mantenimiento de un peso saludable al controlar el apetito y optimizar la quema de calorías.

7. Mejora en la Digestión

Establecer un horario regular de comidas favorece una digestión más eficiente. El cuerpo se adapta a un ritmo predecible de ingesta de alimentos, permitiendo una liberación controlada de enzimas digestivas y optimizando la absorción de nutrientes. Comer de manera irregular puede generar molestias digestivas y afectar la eficiencia del proceso digestivo.

8. Establecimiento de Rutinas Saludables

La regularidad en la ingesta de alimentos contribuye a la formación de rutinas saludables. Establecer horarios regulares para las comidas crea una estructura en tu día, lo que facilita la adopción y el mantenimiento de hábitos alimenticios equilibrados. La consistencia en la programación de comidas también puede tener efectos positivos en otros aspectos de tu vida, como el sueño y la gestión del tiempo.

9. Fomento de la Conexión Social

Compartir comidas es una parte fundamental de muchas culturas y puede tener beneficios sociales y emocionales. Mantener horarios regulares para las comidas facilita la planificación de momentos compartidos con amigos y familiares alrededor de la mesa. Esta conexión social puede contribuir al bienestar emocional y fortalecer las relaciones.

10. Sostenibilidad a Largo Plazo

La regularidad en la ingesta de alimentos es esencial para un enfoque de salud sostenible a largo plazo. Establecer hábitos alimenticios regulares y equilibrados es más fácil de mantener a lo largo del tiempo en comparación con enfoques extremos o dietas restrictivas. La sostenibilidad es clave para lograr y mantener resultados positivos en la salud y el bienestar.

La importancia de la regularidad en la ingesta de alimentos abarca una variedad de aspectos que van desde la energía y el metabolismo hasta la salud emocional y la prevención de deficiencias nutricionales. Al adoptar un enfoque equilibrado y consistente en tus hábitos alimenticios, estarás proporcionando a tu cuerpo las condiciones ideales para funcionar de manera óptima y mantener un bienestar integral.

Estrategias Para Mantener Una Dieta Saludable Dentro De Un Presupuesto Limitado

Mantener un estilo de vida saludable no debería ser un lujo inalcanzable. Aunque los desafíos financieros pueden presentar obstáculos, es posible adoptar estrategias inteligentes para mantener una dieta saludable incluso cuando los recursos son limitados. Aquí exploraremos estrategias prácticas que te permitirán cuidar tu salud sin comprometer tu bolsillo.

1. Planificación de Comidas y Presupuesto:

La clave para mantener una dieta saludable con un presupuesto limitado radica en la planificación. Dedica tiempo a elaborar un plan de comidas semanal que incluya alimentos nutritivos y accesibles. Al anticipar tus necesidades nutricionales, puedes maximizar tu presupuesto y evitar gastos innecesarios en alimentos poco saludables.

2. Compras a Granel y Ofertas:

Aprovechar las compras a granel y las ofertas especiales es esencial para optimizar tu presupuesto. Al comprar alimentos no perecederos en grandes cantidades, puedes obtener descuentos significativos por unidad. Además, estar atento a las ofertas en frutas, verduras y productos frescos te permite maximizar el valor de cada dólar invertido en alimentos frescos y nutritivos.

3. Preferir Alimentos de Temporada:

Los alimentos de temporada suelen ser más asequibles y frescos. Optar por frutas y verduras de temporada no solo te proporciona nutrientes esenciales, sino que también contribuye a reducir los costos. Los productos fuera de temporada pueden ser más caros debido a los costos de transporte y almacenamiento adicionales.

4. Explorar Opciones de Proteínas Económicas:

La proteína es un componente vital de una dieta saludable, pero algunos tipos pueden ser costosos. Busca fuentes de proteínas más económicas, como legumbres, huevos, yogur y carnes magras asequibles. Estos alimentos ofrecen una excelente relación calidad-precio y son versátiles en la preparación de comidas.

5. Cocina en Casa y Planificación de Restos:

Comer fuera de casa puede sumar rápidamente gastos innecesarios. Cocinar en casa te permite tener control sobre los ingredientes y los costos. Además, planificar comidas que generen restos te brinda opciones económicas para almuerzos y cenas adicionales, reduciendo así la necesidad de comprar comida fuera de casa.

6. Priorizar Alimentos Básicos y Económicos:

Incorporar alimentos básicos y económicos en tu dieta es una estrategia efectiva. Arroz, pasta, legumbres, avena y otros alimentos asequibles son ricos en nutrientes y pueden formar la base de comidas saludables sin agotar tu presupuesto.

Combínalos con ingredientes frescos y de temporada para maximizar el valor nutricional.

7. Evitar Comidas Procesadas y Tentempiés Costosos:

Las comidas procesadas y los tentempiés envasados a menudo son más caros y menos saludables. Prioriza alimentos frescos y sin procesar para obtener más nutrientes por tu dinero. Además, preparar tus propios tentempiés, como frutas, verduras cortadas y frutos secos, es más económico y nutritivo que comprar opciones empaquetadas.

8. Aprovechar Programas de Descuentos y Cupones:

Muchas tiendas ofrecen programas de descuentos y cupones que puedes aprovechar para reducir tus gastos en alimentos. Regístrate en programas de recompensas y mantente al tanto de las ofertas especiales. Además, utiliza cupones en línea o en tiendas para obtener descuentos adicionales en tus compras regulares.

9. Comprar a Granel y Almacenar en Casa:

La compra a granel no solo te permite aprovechar descuentos, sino que también te proporciona la posibilidad de almacenar alimentos en casa a largo plazo. Comprar alimentos no perecederos en grandes cantidades y almacenarlos adecuadamente puede ayudarte a ahorrar dinero a lo largo del tiempo y garantizar que siempre tengas opciones saludables disponibles.

10. Explorar Alternativas Locales y de Descuento:

Investigar alternativas locales, como mercados de agricultores y tiendas de descuento, puede ser una estrategia efectiva para encontrar productos frescos a precios más accesibles. Además, considera opciones de marcas de descuento que ofrezcan productos de calidad a precios más bajos que las marcas premium.

Mantener una dieta saludable con un presupuesto limitado requiere planificación, creatividad y toma de decisiones informadas. Adoptar estrategias como la planificación de comidas, la compra a granel, la preferencia por alimentos de temporada y la exploración de opciones económicas puede hacer que el camino hacia una vida más saludable sea asequible y sostenible. Recuerda que, con la atención adecuada, es posible nutrir tu cuerpo sin comprometer tus finanzas.

Consejos para aprovechar ofertas y comprar alimentos asequibles

Ahora, hablemos sobre cómo aprovechar al máximo tu presupuesto al comprar alimentos asequibles. La idea es optimizar cada dólar gastado sin sacrificar la calidad nutricional de tus elecciones alimenticias. Aquí encontrarás consejos prácticos para tomar decisiones informadas al momento de comprar y garantizar que tu presupuesto de alimentos sea eficiente y saludable.

Una estrategia clave es estar atento a las ofertas y descuentos disponibles en tus tiendas locales. Muchos supermercados ofrecen promociones regulares en una variedad de productos, desde frutas y verduras hasta proteínas magras. Al planificar tus compras alrededor de estas ofertas, puedes maximizar tu poder adquisitivo y adquirir alimentos nutritivos a precios más bajos.

Además, considera la posibilidad de comprar alimentos a granel. Muchas tiendas proporcionan secciones de productos a granel, donde puedes adquirir cantidades específicas según tus necesidades. Esto no solo puede ser más económico, sino que también reduce el desperdicio, ya que solo compras la cantidad necesaria.

Explorar opciones locales, como mercados de agricultores o tiendas de alimentos étnicos, también puede ser beneficioso. Estos lugares a menudo ofrecen productos frescos a precios competitivos. Además, puedes encontrar variedades de alimentos que podrían ser más asequibles que en las cadenas de supermercados convencionales.

Cuando busques productos frescos, presta atención a las secciones de productos de temporada. Los alimentos de temporada no solo son más sabrosos, sino que también tienden a ser más económicos debido a su mayor disponibilidad. Ajustar tus elecciones según la temporada no solo beneficia a tu presupuesto, sino que también promueve una dieta más variada.

Considera la posibilidad de comprar marcas de descuento. Muchas tiendas ofrecen sus propias versiones de productos a precios más bajos que las marcas reconocidas. Al comparar etiquetas nutricionales y precios, puedes encontrar opciones más económicas que aún cumplen con tus requisitos nutricionales.

La planificación es clave para optimizar tu presupuesto de alimentos. Antes de ir de compras, elabora una lista detallada de los productos que necesitas. Esto te ayuda a evitar compras impulsivas y a mantenerte enfocado en tus elecciones saludables y asequibles. Además, al comprar con una lista, puedes aprovechar al máximo las ofertas y evitar compras innecesarias.

La compra de alimentos no perecederos en grandes cantidades también puede ser una estrategia efectiva. Artículos como arroz, legumbres, pasta y cereales pueden comprarse en cantidades mayores, lo que a menudo resulta en un precio por unidad más bajo. Al almacenar estos productos adecuadamente en casa, garantizas que siempre tengas opciones económicas y saludables a tu disposición.

Aprovechar los programas de lealtad y las tarjetas de descuento de las tiendas puede brindarte beneficios adicionales. Al registrarte en estos programas, puedes acceder a descuentos exclusivos y acumular puntos o recompensas que pueden traducirse en ahorros significativos a lo largo del tiempo.

Explorar opciones de alimentos congelados también puede ser una estrategia eficaz. Los productos congelados a menudo son más asequibles y tienen una vida útil más larga, lo que minimiza el desperdicio. Frutas, verduras y proteínas congeladas son alternativas convenientes y nutritivas que se pueden incorporar fácilmente a tus comidas.

Comprar alimentos asequibles no significa comprometer la calidad. Al estar atento a las ofertas, comprar a granel, explorar opciones locales y aprovechar programas de lealtad, puedes optimizar tu presupuesto de alimentos. La planificación cuidadosa y la atención a las oportunidades de ahorro te permitirán mantener una dieta saludable y equilibrada sin exceder tus límites financieros. Recuerda que tomar decisiones informadas en el supermercado es fundamental para un estilo de vida económico y saludable.

Explicación Sobre Cómo La Hidratación Adecuada Puede Influir En El Peso

La relación entre la hidratación y el peso corporal es un aspecto crucial pero a menudo subestimado cuando se busca mantener una salud óptima. Comprender cómo la hidratación adecuada puede influir en el peso no solo es esencial para tu bienestar general, sino que también puede ser un componente significativo en la gestión del peso y la pérdida de peso. Aquí desglosaremos la conexión entre la hidratación y el peso, explorando los mecanismos involucrados y por qué mantener un equilibrio adecuado de líquidos puede ser beneficioso.

El agua es un componente esencial para prácticamente todas las funciones biológicas en el cuerpo. Desde la digestión hasta la regulación de la temperatura corporal, cada sistema depende de un suministro adecuado de agua para funcionar eficientemente. Uno de los aspectos clave de la relación entre la hidratación y el peso radica en cómo el cuerpo maneja el agua y cómo esta gestión puede afectar la percepción del peso corporal.

Cuando estás bien hidratado, tu cuerpo puede equilibrar adecuadamente los niveles de líquidos. Esto significa que las células, tejidos y órganos reciben la cantidad adecuada de agua para realizar sus funciones de manera eficiente. Cuando estás deshidratado, el cuerpo tiende a retener agua para asegurarse de que las funciones vitales continúen. Esta retención de agua puede dar lugar a un aumento temporal en el peso corporal.

Es importante destacar que este aumento de peso debido a la retención de agua no debe confundirse con un aumento de grasa. La retención de agua afecta principalmente al peso del agua en el cuerpo y no a la masa grasa. Por lo tanto, mantener una hidratación adecuada puede ayudar a prevenir la retención excesiva de agua y proporcionar una imagen más precisa del peso corporal real.

Además, la hidratación adecuada puede desempeñar un papel crucial durante la pérdida de peso. Beber suficiente agua es esencial para el metabolismo adecuado y la quema de calorías. El agua actúa como un componente clave en muchos procesos metabólicos, incluido la descomposición de las grasas almacenadas en energía utilizable. Por lo tanto, una hidratación adecuada puede mejorar la eficiencia del metabolismo y apoyar los esfuerzos para perder peso de manera saludable.

La conexión entre la hidratación y el peso también se relaciona con la sensación de saciedad. A menudo, se puede confundir la sed con el hambre, lo que lleva a un aumento innecesario en la ingesta calórica. Al mantenerse bien hidratado, puedes reducir la probabilidad de confundir estas señales y evitar comer en exceso debido a la sed mal interpretada.

Además, el agua puede desempeñar un papel importante en la digestión eficiente. Una hidratación adecuada facilita el proceso de descomposición de los alimentos y la absorción de nutrientes en el tracto gastrointestinal. Una digestión eficiente no solo promueve la salud general, sino que también puede contribuir a un sistema digestivo más equilibrado y menos propenso a la hinchazón y la incomodidad, factores que a menudo se asocian con la variabilidad en el peso corporal.

La hidratación adecuada influye en el peso de diversas maneras. Desde la gestión de la retención de agua hasta el apoyo al metabolismo y la prevención de la confusión entre hambre y sed, el agua desempeña un papel multifacético en el mantenimiento de un peso saludable. Incorporar hábitos de hidratación consciente no solo es beneficioso para la pérdida de peso, sino que también es esencial para la salud general y el funcionamiento óptimo del cuerpo. Ahora, exploremos cómo puedes incorporar más agua en tu rutina diaria de manera efectiva.

Consejos para incorporar más agua en la rutina diaria

Incorporar más agua en tu rutina diaria puede ser un desafío, pero es esencial para mantener una hidratación adecuada y aprovechar los beneficios asociados para la salud y el peso. Aquí encontrarás consejos prácticos para hacer que beber más agua sea una parte natural de tu día, ayudándote a mantener un equilibrio hídrico saludable.

Una estrategia efectiva es establecer hábitos de hidratación al comienzo y al final del día. Comienza tu día con un vaso grande de agua antes de desayunar. Después, haz lo mismo antes de dormir. Estos momentos actúan como recordatorios para beber agua y establecen un patrón constante en tu rutina.

Llevar una botella de agua contigo a lo largo del día es una forma práctica de garantizar un acceso constante al líquido. Opta por una botella reutilizable que puedas llenar fácilmente y llevar a todas partes. Mantenerla a la vista te recordará beber regularmente y facilitará el seguimiento de tu ingesta diaria.

Establecer metas de ingesta de agua es otra estrategia efectiva. Define un objetivo diario realista y divídelo en porciones a lo largo del día. Esto puede ayudarte a monitorear y ajustar tu consumo de agua, especialmente si tienes dificultades para recordar beber regularmente.

El sabor del agua puede resultar monótono para algunas personas. En este caso, puedes agregar sabor natural al agua con rodajas de frutas, hojas de menta o incluso pepino. Esta variación puede hacer que beber agua sea más agradable y aumentar tu motivación para hacerlo.

Establecer recordatorios a lo largo del día también puede ser útil. Utiliza alarmas en tu teléfono o aplicaciones diseñadas para recordarte beber agua en intervalos regulares. Estos recordatorios pueden ayudarte a mantener un flujo constante de hidratación y evitar la deshidratación accidental.

Vincular la ingesta de agua con actividades específicas puede ser otra estrategia efectiva. Por ejemplo, beber un vaso antes de cada comida o cada vez que te sientes tentado a tomar una bebida azucarada puede convertirse en un hábito incorporado en tu rutina diaria.

Si trabajas en un entorno de oficina, tener una botella de agua en tu escritorio puede servir como un recordatorio visual constante. Aprovecha los descansos para rellenar tu botella y establecer pequeñas pausas para hidratarte a lo largo del día.

Considera el uso de aplicaciones de seguimiento de agua. Estas aplicaciones te permiten registrar tu consumo diario y establecer metas personalizadas. El seguimiento constante puede motivarte a mantenerte en camino y garantizar que estás alcanzando tus objetivos de hidratación.

Además, experimenta con la temperatura del agua. Algunas personas encuentran que beber agua tibia o agregar hielo la hace más agradable. Encuentra la temperatura que disfrutes más y haz de beber agua una experiencia agradable.

Incorporar más agua en tu rutina diaria no tiene que ser complicado. Establecer hábitos, llevar una botella contigo, agregar sabor y utilizar recordatorios son estrategias simples pero efectivas. Al hacer de la hidratación una parte integral de tu día, no solo estarás apoyando tu salud general, sino también optimizando el papel positivo que la hidratación adecuada puede tener en tu peso corporal.

Enfoque En El Consumo De Alimentos Integrales Y Su Impacto Positivo En La Pérdida De Peso

Abrazar una dieta centrada en alimentos integrales no solo es esencial para la salud en general, sino que también puede desempeñar un papel significativo en la pérdida de peso y el mantenimiento de un peso corporal saludable. Comprender cómo los alimentos integrales afectan positivamente tu cuerpo y tu capacidad para perder peso puede ser fundamental en tu viaje hacia un estilo de vida más saludable. Aquí exploraremos la importancia de los alimentos integrales y cómo pueden contribuir de manera positiva a tus objetivos de pérdida de peso.

Los alimentos integrales se caracterizan por ser mínimamente procesados y mantener su forma original o estar levemente refinados. Esto incluye frutas, verduras, granos enteros, legumbres, nueces y semillas. Al incorporar estos alimentos en tu dieta, estás proporcionando a tu cuerpo una amplia gama de nutrientes esenciales, como vitaminas, minerales, fibra y antioxidantes, que son fundamentales para el bienestar general y la pérdida de peso.

Uno de los beneficios clave de los alimentos integrales es su densidad nutricional. En comparación con alimentos altamente procesados y ricos en calorías vacías, los alimentos integrales ofrecen más nutrientes por caloría. Esto significa que puedes satisfacer tus necesidades nutricionales esenciales sin consumir excesivas calorías, lo cual es esencial para el control del peso.

La fibra, presente en abundancia en alimentos integrales como frutas, verduras y granos enteros, desempeña un papel fundamental en la pérdida de peso. La fibra proporciona sensación de saciedad, lo que puede ayudar a reducir la ingesta calórica total al hacer que te sientas lleno durante más tiempo. Además, la fibra regula el azúcar en la sangre y la digestión, evitando picos de glucosa que pueden contribuir al almacenamiento de grasa.

El consumo de alimentos integrales también está vinculado a una menor ingesta de calorías vacías y azúcares añadidos. Al centrarte en alimentos no procesados, es menos probable que te encuentres con opciones ricas en grasas saturadas, sodio y azúcares refinados, que son comúnmente asociados con el aumento de peso y la mala salud en general.

Además, los alimentos integrales a menudo requieren más esfuerzo para ser digeridos, lo que significa que tu cuerpo quema más calorías durante el proceso de digestión. Este efecto termogénico puede contribuir a un aumento modesto en la quema de calorías, apoyando así tus esfuerzos para perder peso de manera sostenible.

El enfoque en alimentos integrales también puede cambiar tu relación con la comida al promover una alimentación consciente. Al elegir alimentos que sean naturalmente nutritivos, te vuelves más consciente de lo que estás poniendo en tu cuerpo. Este cambio hacia una alimentación consciente puede ayudarte a tomar decisiones más saludables y a desarrollar un sentido intuitivo de la saciedad.

Incorporar una variedad de colores y tipos de alimentos integrales en tus comidas no solo mejora la calidad de tu dieta, sino que también puede hacer que la experiencia de comer sea más atractiva y satisfactoria. La diversidad en tu dieta no solo garantiza una gama más amplia de nutrientes, sino que también puede ayudar a prevenir el aburrimiento alimentario y los antojos no saludables.

Los alimentos integrales significa elegir opciones alimenticias que nutran tu cuerpo de manera integral. Su impacto positivo en la pérdida de peso se deriva de su densidad nutricional, contenido de fibra, regulación del azúcar en la sangre y efecto termogénico durante la digestión. Integrar estos alimentos en tu dieta no solo es beneficioso para la pérdida de peso, sino que también es esencial para tu salud a largo plazo.

Estrategias para cocinar de manera saludable, como asar, hervir al vapor o usar técnicas culinarias que requieran menos grasas

Una parte fundamental de abrazar una dieta saludable y centrada en alimentos integrales es la forma en que preparas tus comidas. Las técnicas culinarias que elijas pueden marcar la diferencia en la calidad nutricional de tus platos y, por ende, en tu capacidad para mantener un peso saludable. Aquí exploraremos estrategias para cocinar de manera saludable, destacando métodos como el asado, el hervido al vapor y otras técnicas que requieren menos grasas, favoreciendo así la incorporación de alimentos integrales de manera deliciosa y beneficiosa.

El asado es una técnica de cocción que resalta los sabores naturales de los alimentos sin agregar cantidades significativas de grasas. Al utilizar el calor seco en un horno, se logra una textura crujiente en el exterior de los alimentos, mientras que el interior se mantiene jugoso. Este método es especialmente efectivo para verduras, carnes magras y pescados. Al elegir el asado, puedes mantener la integridad nutricional de los alimentos, resaltando su sabor sin depender de salsas o aceites adicionales.

El hervido al vapor es otra técnica culinaria que preserva la nutrición de los alimentos. Al cocinar al vapor, los alimentos se cuecen en vapor en lugar de sumergirse en agua, lo que minimiza la pérdida de nutrientes solubles en agua. Este método es excelente para verduras, granos enteros y pescados. El hervido al vapor no solo mantiene la textura y el color de los alimentos, sino que también preserva sus beneficios para la salud, garantizando una opción nutritiva y baja en calorías.

El uso de técnicas de cocción que requieren menos grasas, como el salteado, es una estrategia efectiva para reducir el contenido calórico de tus comidas. Al saltear alimentos en una pequeña cantidad de aceite a fuego alto, se logra una cocción rápida y uniforme sin saturar los ingredientes con grasas innecesarias. Esta técnica es ideal para vegetales, carnes magras y tofu. Al elegir el salteado, puedes disfrutar de platos llenos de sabor sin comprometer la calidad nutricional.

Otras técnicas culinarias que minimizan el uso de grasas incluyen el horneado, el grill y el uso de utensilios antiadherentes. El horneado es ideal para platos que requieren tiempo de cocción prolongado, como cazuelas y platos de horno. Al utilizar métodos de grill, puedes lograr sabores ahumados sin la necesidad de agregar grasas adicionales. Los utensilios antiadherentes permiten cocinar sin que los alimentos se peguen, reduciendo la necesidad de aceites o grasas adicionales.

Además, experimentar con hierbas y especias puede agregar sabor a tus platos sin aumentar la ingesta calórica. Al utilizar condimentos como ajo, jengibre, cúrcuma, pimienta y hierbas frescas, puedes realzar los sabores naturales de los alimentos sin depender de salsas ricas en calorías.

Planificar tus comidas también es crucial para cocinar de manera saludable. Al anticipar tus necesidades nutricionales y tener a mano ingredientes saludables, puedes evitar opciones culinarias menos saludables y garantizar que estás proporcionando a tu cuerpo los nutrientes que necesita.

Al abrazar una cocina saludable, puedes potenciar los beneficios de los alimentos integrales. Métodos como el asado, el hervido al vapor y el salteado minimizan la necesidad de grasas adicionales, preservando así la integridad nutricional de tus comidas. Experimentar con técnicas de cocción creativas y elegir condimentos sabrosos te permite disfrutar de alimentos saludables sin sacrificar el sabor. Al adoptar estas estrategias, no solo estás mejorando la calidad nutricional de tus platos, sino que también estás facilitando la incorporación de alimentos integrales de manera deliciosa en tu dieta diaria.

Conexión Entre El Sueño Adecuado Y La Pérdida De Peso

Comprender la conexión entre el sueño adecuado y la pérdida de peso es esencial para optimizar tus esfuerzos en alcanzar y mantener un peso corporal saludable. A menudo subestimada, la calidad del sueño desempeña un papel crítico en el equilibrio hormonal, el metabolismo y las decisiones alimenticias. En este análisis, exploraremos cómo el sueño afecta tu capacidad para perder peso y por qué es un componente clave en tu viaje hacia un estilo de vida más saludable.

La relación entre el sueño y la pérdida de peso está profundamente arraigada en la regulación hormonal. Durante las fases de sueño profundo, tu cuerpo libera hormonas clave que desencadenan la sensación de saciedad (leptina) y suprimen el apetito (ghrelina). Cuando no obtienes suficiente sueño, estos niveles hormonales pueden desequilibrarse, lo que lleva a un aumento del apetito y antojos de alimentos ricos en calorías y carbohidratos.

Además, la falta de sueño puede afectar negativamente la sensibilidad a la insulina, la hormona responsable de regular el azúcar en la sangre. Una menor sensibilidad a la insulina puede conducir a picos de azúcar en la sangre y a un aumento en la acumulación de grasa, especialmente alrededor del área abdominal. Este fenómeno no solo dificulta la pérdida de peso, sino que también aumenta el riesgo de desarrollar enfermedades metabólicas a largo plazo.

La fatiga causada por la falta de sueño también puede afectar tu motivación para hacer ejercicio. Cuando estás cansado, es menos probable que te comprometas con rutinas de actividad física regulares, lo que tiene un impacto directo en tu capacidad para quemar calorías y mejorar tu condición física general. Esta disminución en la actividad física puede obstaculizar tus objetivos de pérdida de peso.

El sueño adecuado también influye en la toma de decisiones alimenticias. La falta de sueño tiende a aumentar el deseo por alimentos ricos en grasas y azúcares, ya que el cuerpo busca fuentes rápidas de energía para contrarrestar la fatiga. Este aumento en la ingesta calórica, combinado con antojos no saludables, puede sabotear tus esfuerzos para mantener una dieta equilibrada y controlar tu peso.

Otro aspecto crucial es el impacto del sueño en el metabolismo. Durante las fases de sueño, el cuerpo realiza funciones de reparación y regeneración, incluida la quema de calorías para mantener funciones vitales. La falta de sueño puede disminuir la eficiencia de este proceso, ralentizando el metabolismo y haciendo que sea más difícil para tu cuerpo procesar y utilizar eficientemente la energía de los alimentos.

La conexión entre el sueño adecuado y la pérdida de peso es multifacética. Desde la regulación hormonal hasta la influencia en la toma de decisiones alimenticias y el impacto en el metabolismo, el sueño desempeña un papel integral en tu capacidad para alcanzar y mantener un peso saludable. Apreciar esta conexión y priorizar el sueño como parte integral de tu estrategia para perder peso puede marcar una gran diferencia en tus resultados a largo plazo.

Estrategias para mejorar la calidad del sueño

Ahora que hemos explorado la conexión entre el sueño y la pérdida de peso, es crucial abordar estrategias efectivas para mejorar la calidad del sueño y permitir una recuperación adecuada. Optimizar tus hábitos de sueño no solo beneficia tu bienestar general, sino que también puede potenciar tus esfuerzos para perder peso de manera efectiva. Aquí te presento estrategias prácticas para mejorar la calidad de tu sueño y maximizar sus beneficios.

Establecer una rutina de sueño consistente es fundamental. Intenta acostarte y despertarte a la misma hora todos los días, incluso los fines de semana. Esto ayuda a regular tu reloj biológico interno, mejorando la calidad y consistencia de tu sueño. Evita las siestas prolongadas durante el día, ya que pueden interferir con tu capacidad para conciliar el sueño por la noche.

Crea un ambiente propicio para el sueño en tu dormitorio. Mantén la habitación oscura, fresca y tranquila. Considera el uso de cortinas opacas, ajusta la temperatura para que esté cómoda y utiliza tapones para los oídos o máquinas de ruido blanco si es necesario. Invierte en un colchón y almohadas de calidad para garantizar un buen soporte y comodidad.

Limita la exposición a pantallas electrónicas antes de acostarte. La luz azul emitida por dispositivos como teléfonos y tabletas puede interferir con la producción de melatonina, la hormona del sueño. Establece una "hora sin pantallas" al menos una hora antes de dormir para permitir que tu cuerpo se prepare para el descanso.

Practica la relajación antes de acostarte. Incorpora técnicas como la meditación, la respiración profunda o el estiramiento suave en tu rutina nocturna. Estas prácticas pueden ayudar a reducir el estrés y la ansiedad, creando un ambiente mental propicio para el sueño reparador.

Vigila tu ingesta de cafeína y evita las comidas pesadas antes de acostarte. La cafeína es un estimulante que puede interferir con el sueño, así que limita su consumo, especialmente en las horas de la tarde. Además, evita las cenas copiosas, ya que la digestión activa puede causar malestar y dificultar conciliar el sueño.

Establece una rutina relajante antes de acostarte. Leer un libro, tomar un baño caliente o practicar estiramientos suaves pueden señalar a tu cuerpo que es hora de relajarse y prepararse para dormir. Estas actividades pueden ayudar a calmar la mente y reducir la actividad mental que a menudo impide conciliar el sueño.

Priorizar la actividad física regular también puede mejorar la calidad del sueño. Sin embargo, evita el ejercicio vigoroso justo antes de acostarte, ya que puede tener el efecto contrario. Idealmente, programa tus sesiones de ejercicio para la tarde o temprano en la noche.

Mejorar la calidad del sueño no solo contribuye a tu bienestar general, sino que también es una estrategia valiosa para optimizar la pérdida de peso. Al adoptar estas estrategias para crear hábitos de sueño saludables, estarás proporcionando a tu cuerpo el descanso necesario para maximizar los beneficios fisiológicos del sueño y apoyar tus metas de pérdida de peso a largo plazo.

Palabras Finales

En este viaje hacia la transformación, hemos explorado los entresijos de "Cómo Bajar De Peso Rápido: Estrategias Para Transformar Tu Cuerpo Y Vida". No ha sido solo un libro; ha sido un compañero de viaje, una guía amigable que te ha llevado de la mano a través de las complejidades de la pérdida de peso y la adopción de un estilo de vida saludable.

Desde entender cómo tu cuerpo acumula y quema calorías hasta descubrir estrategias prácticas para tomar decisiones alimenticias saludables, hemos desglosado conceptos aparentemente complicados en algo fácil de entender y aplicar. No se trata de magia ni de soluciones rápidas; se trata de proporcionarte las herramientas y el conocimiento necesarios para hacer cambios duraderos.

Este no es solo otro libro de pérdida de peso. Es una declaración de que el bienestar no es un destino, sino un viaje continuo. Hemos abordado la importancia de establecer metas realistas y alcanzables, reconociendo que la motivación es una chispa que debemos mantener viva. Al hacerlo, hemos conectado los puntos entre el autocuidado y la toma de decisiones informadas, subrayando que la pérdida de peso es más que un número en la báscula; es un compromiso con tu salud general y tu felicidad.

La preparación de comidas ya no es un obstáculo insuperable. Con consejos prácticos para simplificar la planificación y una guía paso a paso para la preparación de alimentos en lotes, te hemos mostrado que la cocina saludable puede ser accesible y deliciosa. La relación entre la economía y la salud también ha sido una prioridad, demostrando que la pérdida de peso no debería ser un privilegio, sino algo que todos puedan lograr sin desangrar sus billeteras.

La hidratación adecuada y el sueño reparador se han destacado como pilares esenciales de este viaje. Hemos desmitificado la idea de beber ocho vasos de agua al día y te hemos brindado estrategias prácticas para incorporar más agua en tu rutina diaria. Además, hemos explorado la conexión entre el sueño y la pérdida de peso, proporcionándote estrategias simples para mejorar la calidad de tu descanso nocturno.

Al llegar a esta conclusión, no quiero que veas este libro como un punto final, sino como un nuevo comienzo. La pérdida de peso no es solo sobre los kilos que pierdes; se trata de las vidas que ganas. Se trata de la confianza que construyes, de la energía que recuperas y de la versión más saludable y feliz de ti mismo que emerges. Has adquirido conocimientos prácticos y estrategias aplicables que te acompañarán mucho más allá de estas páginas.

Entonces, mientras te despides de este libro, lleva contigo la certeza de que el cambio es posible y que la transformación no es un sueño distante, sino una realidad alcanzable. Estás armado con el poder de tomar decisiones informadas, de abrazar hábitos saludables y de construir un futuro en el que tu bienestar sea la prioridad. Este no es el final; es el comienzo de tu viaje hacia una vida más saludable y satisfactoria. ¡Adelante, el camino está abierto, y el destino es tuyo!

Agradecimiento

Es un placer y un honor dirigirme a ustedes con profundo agradecimiento por haber elegido "Cómo Bajar De Peso Rápido: Estrategias Para Transformar Tu Cuerpo Y Vida". Sabemos que hay muchas opciones disponibles, y el hecho de que hayan confiado en nosotros para guiarlos en su viaje hacia una vida más saludable y vibrante nos llena de gratitud.

Desde el momento en que concebimos este libro, nuestro objetivo fue crear una herramienta práctica y accesible que realmente marque la diferencia en sus vidas. Su decisión de adquirirlo no solo valida ese esfuerzo, sino que también nos llena de entusiasmo para seguir compartiendo conocimientos valiosos y estrategias efectivas para el bienestar.

Este libro es mucho más que un simple conjunto de páginas encuadernadas; es una invitación a un viaje transformador. Hemos explorado juntos cómo entender y amar tu cuerpo, cómo tomar decisiones alimenticias saludables de manera intuitiva y cómo establecer metas realistas y alcanzables que te impulsen hacia adelante. Nos sumergimos en la preparación de comidas, la importancia del autocuidado y la economía de la salud. También exploramos cómo la hidratación adecuada y el sueño reparador son bloques fundamentales en la construcción de tu bienestar general.

Su apoyo nos motiva a seguir compartiendo conocimientos valiosos y estrategias efectivas.

Hoy, al expresar nuestro agradecimiento, también queremos pedirles algo más: su voz. Si el libro ha dejado una impresión positiva en sus vidas, nos encantaría escuchar sus historias. Sus experiencias son las que dan vida a las palabras en estas páginas, y saber cómo han aplicado estas estrategias en la vida cotidiana sería un regalo invaluable.

Si el libro ha sido de su agrado y ha marcado una diferencia en su viaje hacia un estilo de vida más saludable, ¿consideraría tomarse un momento para compartir su opinión mediante una reseña? Sus comentarios no solo nos ayudan a mejorar y crecer, sino que también inspiran a otros a embarcarse en este viaje transformador.

Nos enorgullece ser parte de su camino hacia un bienestar integral, y esperamos sinceramente que este libro continúe siendo una fuente de inspiración y apoyo en su jornada. Gracias por confiar en nosotros y ser parte de esta comunidad comprometida con una vida más saludable y feliz.

Con gratitud y mejores deseos.

Plan De Alimentación De 21 Días

Día 1:

- Desayuno: Tostadas integrales con aguacate y huevo pochado.

- Snack de la Mañana: Puñado de nueces y una manzana.

- Almuerzo: Ensalada de pollo con quinoa, espinacas y aderezo de limón.

- Snack de la Tarde: Yogur natural con rodajas de plátano.

- Cena: Filete de salmón al horno con quinoa y espárragos.

Día 2:

- Desayuno: Avena con frutas frescas y almendras.

- Snack de la Mañana: Rodajas de pera con queso cottage.

- Almuerzo: Wrap de pavo con aguacate, espinacas y tomate.

- Snack de la Tarde: Batido de proteínas con leche y plátano.

- Cena: Stir-fry de tofu con vegetales y arroz integral.

Día 3:

- Desayuno: Batido de proteínas con plátano y espinacas.

- Snack de la Mañana: Batido verde con espinacas, piña y proteína en polvo.

- Almuerzo: Ensalada de atún con garbanzos, tomates y aceite de oliva.

- Snack de la Tarde: Palitos de zanahoria con hummus.

- Cena: Pechuga de pollo a la parrilla con batata asada y brócoli.

Día 4:

- Desayuno: Tazón de yogur con granola y rodajas de fresas.

- Snack de la Mañana: Batido de bayas con proteína en polvo.

- Almuerzo: Ensalada de salmón ahumado con aguacate y arroz integral.

- Snack de la Tarde: Puñado de almendras con arándanos secos.

- Cena: Salmón al horno con batata asada y espárragos.

Día 5:

- Desayuno: Batido de proteínas con leche de almendra y frutas mixtas.

- Snack de la Mañana: Manzana con mantequilla de almendra.

- Almuerzo: Ensalada de garbanzos con tomate, pepino y aderezo balsámico.

- Snack de la Tarde: Yogur griego con miel y almendras.

- Cena: Pasta integral con albóndigas de pavo y salsa de tomate.

Día 6:

- Desayuno: Batido de proteínas con plátano y espinacas.

- Snack de la Mañana: Puñado de almendras y una manzana.

- Almuerzo: Wrap de pollo con aguacate, espinacas y salsa de yogur.

- Snack de la Tarde: Zanahorias baby con hummus.

- Cena: Stir-fry de camarones con vegetales y quinoa.

Día 7:

- Desayuno: Batido de bayas con avena y yogur.

- Snack de la Mañana: Yogur natural con rodajas de plátano.

- Almuerzo: Quinoa con garbanzos, aguacate y aderezo de limón.

- Snack de la Tarde: Batido de proteínas con leche y plátano.

- Cena: Pasta integral con verduras asadas y salsa de tomate casera.

Día 8:

- Desayuno: Tostadas integrales con aguacate y huevo pochado.

- Snack de la Mañana: Puñado de nueces y una manzana.

- Almuerzo: Ensalada de pollo con quinoa, espinacas y aderezo de limón.

- Snack de la Tarde: Yogur natural con rodajas de plátano.

- Cena: Filete de salmón al horno con quinoa y espárragos.

Día 9:

- Desayuno: Avena con frutas frescas y almendras.

- Snack de la Mañana: Rodajas de pera con queso cottage.

- Almuerzo: Wrap de pavo con aguacate, espinacas y tomate.

- Snack de la Tarde: Batido de proteínas con leche y plátano.

- Cena: Stir-fry de tofu con vegetales y arroz integral.

Día 10:

- Desayuno: Batido de proteínas con plátano y espinacas.

- Snack de la Mañana: Batido verde con espinacas, piña y proteína en polvo.

- Almuerzo: Ensalada de atún con garbanzos, tomates y aceite de oliva.

- Snack de la Tarde: Palitos de zanahoria con hummus.

- Cena: Pechuga de pollo a la parrilla con batata asada y brócoli.

Día 11:

- Desayuno: Tazón de yogur con granola y rodajas de fresas.

- Snack de la Mañana: Batido de bayas con proteína en polvo.

- Almuerzo: Ensalada de salmón ahumado con aguacate y arroz integral.

- Snack de la Tarde: Puñado de almendras con arándanos secos.

- Cena: Salmón al horno con batata asada y espárragos.

Día 12:

- Desayuno: Batido de proteínas con leche de almendra y frutas mixtas.

- Snack de la Mañana: Manzana con mantequilla de almendra.

- Almuerzo: Ensalada de garbanzos con tomate, pepino y aderezo balsámico.

- Snack de la Tarde: Yogur griego con miel y almendras.

- Cena: Pasta integral con albóndigas de pavo y salsa de tomate.

Día 13:

- Desayuno: Batido de proteínas con plátano y espinacas.

- Snack de la Mañana: Puñado de almendras y una manzana.

- Almuerzo: Wrap de pollo con aguacate, espinacas y salsa de yogur.

- Snack de la Tarde: Zanahorias baby con hummus.

- Cena: Stir-fry de camarones con vegetales y quinoa.

Día 14:

- Desayuno: Batido de bayas con avena y yogur.
- Snack de la Mañana: Yogur natural con rodajas de plátano.
- Almuerzo: Quinoa con garbanzos, aguacate y aderezo de limón.
- Snack de la Tarde: Batido de proteínas con leche y plátano.
- Cena: Pasta integral con verduras asadas y salsa de tomate casera.

Día 15:

- Desayuno: Tostadas integrales con aguacate y huevo pochado.
- Snack de la Mañana: Puñado de nueces y una manzana.
- Almuerzo: Ensalada de pollo con quinoa, espinacas y aderezo de limón.
- Snack de la Tarde: Yogur natural con rodajas de plátano.
- Cena: Filete de salmón al horno con quinoa y espárragos.

Día 16:

- Desayuno: Avena con frutas frescas y almendras.

- Snack de la Mañana: Rodajas de pera con queso cottage.

- Almuerzo: Wrap de pavo con aguacate, espinacas y tomate.

- Snack de la Tarde: Batido de proteínas con leche y plátano.

- Cena: Stir-fry de tofu con vegetales y arroz integral.

Día 17:

- Desayuno: Batido de proteínas con plátano y espinacas.

- Snack de la Mañana: Batido verde con espinacas, piña y proteína en polvo.

- Almuerzo: Ensalada de atún con garbanzos, tomates y aceite de oliva.

- Snack de la Tarde: Palitos de zanahoria con hummus.

- Cena: Pechuga de pollo a la parrilla con batata asada y brócoli.

Día 18:

- Desayuno: Tazón de yogur con granola y rodajas de fresas.

- Snack de la Mañana: Batido de bayas con proteína en polvo.

- Almuerzo: Ensalada de salmón ahumado con aguacate y arroz integral.

- Snack de la Tarde: Puñado de almendras con arándanos secos.

- Cena: Salmón al horno con batata asada y espárragos.

Día 19:

- Desayuno: Batido de proteínas con leche de almendra y frutas mixtas.

- Snack de la Mañana: Manzana con mantequilla de almendra.

- Almuerzo: Ensalada de garbanzos con tomate, pepino y aderezo balsámico.

- Snack de la Tarde: Yogur griego con miel y almendras.

- Cena: Pasta integral con albóndigas de pavo y salsa de tomate.

Día 20:

- Desayuno: Tazón de batido de proteínas con plátano y espinacas.

- Snack de la Mañana: Puñado de almendras y una manzana.

- Almuerzo: Wrap de pollo con aguacate, espinacas y salsa de yogur.

- Snack de la Tarde: Zanahorias baby con hummus.

- Cena: Stir-fry de camarones con vegetales y quinoa.

Día 21:

- Desayuno: Batido de bayas con avena y yogur.

- Snack de la Mañana: Yogur natural con rodajas de plátano.

- Almuerzo: Quinoa con garbanzos, aguacate y aderezo de limón.

- Snack de la Tarde: Batido de proteínas con leche y plátano.

- Cena: Pasta integral con verduras asadas y salsa de tomate casera.

50 Recetas Sencillas Y Deliciosas

Ensalada de Pollo con Quinoa y Aguacate:

- Ingredientes: Pechuga de pollo, quinoa, aguacate, tomate, espinacas, aderezo de limón.

- Instrucciones: Cocina la quinoa, asa el pollo y mezcla con los ingredientes. Adereza con limón.

Wrap de Tofu con Vegetales:

- Ingredientes: Tofu, tortillas integrales, espinacas, zanahorias, pepino, salsa de yogur.

- Instrucciones: Saltea el tofu y envuélvelo con los vegetales y la salsa de yogur en la tortilla.

Batido de Proteínas con Frutas Frescas:

- Ingredientes: Proteína en polvo, leche de almendra, plátano, fresas.

- Instrucciones: Mezcla todos los ingredientes en una licuadora hasta obtener una consistencia suave.

Pasta Integral con Albóndigas de Pavo:

- Ingredientes: Pasta integral, carne molida de pavo, tomate, ajo, albahaca.

- Instrucciones: Cocina la pasta y las albóndigas de pavo, y sirve con una salsa de tomate fresca.

Salmón al Horno con Batata Asada:

- Ingredientes: Filete de salmón, batata, aceite de oliva, especias.

- Instrucciones: Hornea el salmón y la batata con especias al gusto.

Yogur con Granola y Frutas:

- Ingredientes: Yogur natural, granola, rodajas de fresas y plátano.
- Instrucciones: Capas de yogur con granola y frutas para un desayuno saludable.

Wrap de Pavo con Aguacate:

- Ingredientes: Pavo rebanado, tortilla integral, aguacate, espinacas.
- Instrucciones: Coloca las rebanadas de pavo, aguacate y espinacas en la tortilla, y envuelve.

Ensalada de Atún con Garbanzos:

- Ingredientes: Atún enlatado, garbanzos, tomate, pepino, aceite de oliva.
- Instrucciones: Mezcla todos los ingredientes para una ensalada rica en proteínas.

Smoothie Verde Energizante:

- Ingredientes: Espinacas, piña, manzana, agua de coco.
- Instrucciones: Licua todos los ingredientes hasta obtener una mezcla suave.

Avena con Frutas y Almendras:

- Ingredientes: Avena, leche, rodajas de plátano, arándanos, almendras.
- Instrucciones: Cocina la avena y sirve con frutas y almendras encima.

Tostadas de Aguacate y Huevo Pochado:

- Ingredientes: Pan integral, aguacate, huevos, sal, pimienta.
- Instrucciones: Tuesta el pan, agrega aguacate y un huevo pochado. Sazona al gusto.

Batido de Bayas con Proteína:

- Ingredientes: Proteína en polvo, bayas mixtas, leche de almendra.
- Instrucciones: Licua los ingredientes hasta obtener una mezcla homogénea.

Ensalada de Garbanzos con Tomate y Pepino:

- Ingredientes: Garbanzos cocidos, tomate, pepino, cebolla roja, aceite de oliva.
- Instrucciones: Mezcla todos los ingredientes y adereza con aceite de oliva.

Wrap de Pollo con Vegetales Asados:

- Ingredientes: Pechuga de pollo, tortilla integral, zanahorias, calabacín, berenjena.

- Instrucciones: Asa el pollo y las verduras, y envuélvelos en la tortilla.

Batido de Proteínas con Leche y Plátano:

- Ingredientes: Proteína en polvo, leche, plátano.
- Instrucciones: Licua los ingredientes hasta obtener una mezcla suave y cremosa.

Ensalada de Camarones con Quinoa:

- Ingredientes: Camarones cocidos, quinoa, aguacate, maíz, cilantro.
- Instrucciones: Mezcla todos los ingredientes y adereza al gusto.

Palitos de Zanahoria con Hummus:

- Ingredientes: Zanahorias baby, hummus.

- Instrucciones: Sumérgete los palitos de zanahoria en el hummus y disfruta.

Smoothie de Proteínas con Espinacas y Piña:

- Ingredientes: Proteína en polvo, espinacas, piña, agua de coco.
- Instrucciones: Licua hasta obtener una consistencia suave.

Pasta Integral con Pesto de Albahaca:

- Ingredientes: Pasta integral, albahaca, piñones, ajo, queso parmesano.
- Instrucciones: Mezcla los ingredientes del pesto y sirve sobre la pasta cocida.

Sopa de Lentejas con Vegetales:

- Ingredientes: Lentejas, zanahorias, apio, cebolla, caldo de verduras.

- Instrucciones: Cocina las lentejas con los vegetales en caldo hasta que estén tiernos.

Ensalada Caprese con Aguacate:

- Ingredientes: Tomate, mozzarella, aguacate, albahaca, aceite de oliva.

- Instrucciones: Capas de tomate, mozzarella y aguacate. Rocía con aceite de oliva y albahaca.

Wrap Vegano de Hummus y Vegetales:

- Ingredientes: Tortilla integral, hummus, espinacas, pepino, pimientos.

- Instrucciones: Extiende hummus en la tortilla y agrega los vegetales. Enrolla y disfruta.

Ensalada de Pollo con Nueces y Uvas:

- Ingredientes: Pechuga de pollo, lechuga, nueces, uvas, aderezo balsámico.

- Instrucciones: Cocina el pollo, mezcla con los ingredientes y adereza al gusto.

Batido Refrescante de Sandía:

- Ingredientes: Sandía, menta, jugo de limón.

- Instrucciones: Licua la sandía con menta y jugo de limón hasta obtener un batido suave.

Tacos de Pescado con Repollo Morado:

- Ingredientes: Filete de pescado, tortillas de maíz, repollo morado, salsa de yogur.

- Instrucciones: Cocina el pescado, colócalo en las tortillas y agrega repollo. Acompaña con salsa de yogur.

Ensalada de Quinoa con Vegetales Asados:

- Ingredientes: Quinoa, calabaza, brócoli, pimientos, aceitunas.

- Instrucciones: Cocina la quinoa y mezcla con vegetales asados y aceitunas.

Smoothie de Mango y Coco:

- Ingredientes: Mango, leche de coco, yogur natural.

- Instrucciones: Licua los ingredientes hasta obtener una mezcla cremosa.

Hummus de Aguacate con Bastones de Pimientos:

- Ingredientes: Aguacate, garbanzos, tahini, pimientos, zanahorias.

- Instrucciones: Mezcla aguacate, garbanzos y tahini para hacer el hummus. Sirve con bastones de pimientos y zanahorias.

Ensalada de Col Rizada con Manzana y Almendras:

- Ingredientes: Col rizada, manzana, almendras, aderezo de mostaza y miel.
- Instrucciones: Masajea la col rizada con aderezo y mezcla con manzana y almendras.

Wrap de Pavo con Guacamole:

- Ingredientes: Pavo rebanado, tortilla integral, guacamole, espinacas.
- Instrucciones: Coloca las rebanadas de pavo, guacamole y espinacas en la tortilla, y envuelve.

Ensalada de Garbanzos y Aguacate:

- Ingredientes: Garbanzos cocidos, aguacate, tomate, pepino, cilantro, limón.
- Instrucciones: Mezcla todos los ingredientes y aliña con jugo de limón.

Smoothie de Fresa y Kiwi:

- Ingredientes: Fresas, kiwi, yogur natural, miel.
- Instrucciones: Licua las frutas con yogur y miel para un smoothie refrescante.

Wrap de Pollo con Salsa de Yogur:

- Ingredientes: Pechuga de pollo, tortilla integral, espinacas, salsa de yogur.
- Instrucciones: Cocina el pollo y colócalo en la tortilla con espinacas y salsa de yogur.

Hamburguesas de Pavo con Aguacate:

- Ingredientes: Carne molida de pavo, aguacate, lechuga, tomate.
- Instrucciones: Forma las hamburguesas y cocina. Sirve con aguacate, lechuga y tomate.

Té de Hierbas Frío con Limón y Menta:

- Ingredientes: Bolsitas de té de hierbas, rodajas de limón, hojas de menta.
- Instrucciones: Prepara el té, enfría y sirve con limón y menta.

Ensalada de Pasta con Pesto de Espinacas:

- Ingredientes: Pasta integral, espinacas, piñones, ajo, aceite de oliva.
- Instrucciones: Mezcla la pasta con pesto de espinacas y piñones.

Quesadillas de Vegetales con Guacamole:

- Ingredientes: Tortillas integrales, queso, champiñones, pimientos, guacamole.

- Instrucciones: Rellena las tortillas con queso y vegetales, cocina y sirve con guacamole.

Smoothie de Menta y Piña:

- Ingredientes: Piña, menta, yogur natural, agua de coco.
- Instrucciones: Licua hasta obtener una mezcla suave y refrescante.

Ensalada de Huevo Duro con Brócoli:

- Ingredientes: Huevos duros, brócoli, cebolla roja, mayonesa light.
- Instrucciones: Mezcla los ingredientes para una ensalada rica en proteínas.

Wrap Vegano de Falafel con Tahini:

- Ingredientes: Falafel, tortilla integral, lechuga, tomate, salsa tahini.
- Instrucciones: Coloca el falafel con lechuga y tomate en la tortilla, y añade salsa tahini.

Sopa de Tomate Asado con Albahaca:

- Ingredientes: Tomates, cebolla, ajo, albahaca fresca, caldo de verduras.
- Instrucciones: Asa los tomates, mezcla con cebolla, ajo y albahaca, cocina con caldo hasta obtener una sopa deliciosa.

Ensalada de Pollo con Frutas Tropicales:

- Ingredientes: Pechuga de pollo, lechuga, piña, mango, aderezo de yogur.
- Instrucciones: Cocina el pollo, mezcla con lechuga, piña, mango y adereza con yogur.

Smoothie Bowl de Açaí con Granola:

- Ingredientes: Pulpa de açaí, plátano, granola, bayas.
- Instrucciones: Mezcla la pulpa de açaí con plátano, decora con granola y bayas.

Tortitas de Avena con Arándanos:

- Ingredientes: Avena, claras de huevo, arándanos, canela.
- Instrucciones: Mezcla avena con claras de huevo y arándanos, cocina en forma de tortitas.

Wrap de Salmón Ahumado con Queso Crema:

- Ingredientes: Tortilla integral, salmón ahumado, queso crema, espinacas.
- Instrucciones: Coloca salmón ahumado, queso crema y espinacas en la tortilla, y enrolla.

Sándwich Integral de Pavo y Aguacate:

- Ingredientes: Pan integral, pavo, aguacate, hojas de espinacas.
- Instrucciones: Arma el sándwich con pavo, aguacate y espinacas.

Smoothie de Melón y Pepino:

- Ingredientes: Melón, pepino, menta, agua.
- Instrucciones: Licua los ingredientes para un smoothie refrescante.

Ensalada de Quinoa con Fresas y Albahaca:

- Ingredientes: Quinoa, fresas, albahaca, nueces, aderezo balsámico.
- Instrucciones: Cocina la quinoa y mezcla con fresas, albahaca, nueces y aderezo.

Hummus de Remolacha con Palitos de Apio:

- Ingredientes: Garbanzos, remolacha, tahini, apio.

- Instrucciones: Mezcla garbanzos, remolacha y tahini para hacer el hummus. Sirve con palitos de apio.

Wrap de Tofu con Vegetales Salteados:

- Ingredientes: Tortilla integral, tofu, zanahorias, brócoli, salsa de soja.

- Instrucciones: Saltea tofu y vegetales con salsa de soja, coloca en la tortilla y envuelve.

Recomendación Final

Si estas atrapado en un ciclo interminable de dietas que prometen resultados milagrosos pero terminan en desilusión y frustración. ¡No estás solo! Millones de personas luchan con la pérdida de peso y se enfrentan a desafíos similares todos los días. Pero ¿y si te dijera que hay una solución sabrosa y sostenible que puede transformar tu enfoque hacia una vida más saludable?

Sabemos lo difícil que puede ser navegar por el mar de dietas y consejos contradictorios. Pruebas dieta tras dieta, solo para descubrir que los resultados son temporales y que pronto vuelves a tus viejos hábitos poco saludables. La frustración se acumula, y es comprensible.

Te presento mi libro, "Jugos Para Adelgazar", una guía completa y deliciosa para la pérdida de peso. He reunido más de 30 recetas de jugos exquisitas que no solo satisfarán tus papilas gustativas, sino que también te ayudarán a alcanzar tus objetivos de pérdida de peso de manera saludable y sostenible.

¿Qué hace que mi libro sea diferente? Aquí hay algunas razones:

1. Una Guía Paso a Paso: No solo encontrarás recetas, sino también una guía paso a paso para ayudarte a incorporar estos jugos en tu rutina diaria.

2. Variedad y Sabor Irresistible: Descubrirás una variedad de recetas que van desde jugos refrescantes hasta batidos cremosos, todos diseñados para maximizar el sabor sin comprometer tus metas de pérdida de peso.

3. Nutrientes Esenciales para la Salud: Cada receta está cuidadosamente diseñada para proporcionar los nutrientes esenciales que tu cuerpo necesita. Nutrir tu cuerpo no debería ser aburrido, ¡y estos jugos te lo van a demostrar!

¡Pero eso no es todo! También recibirás un bono exclusivo: "Cómo Adelgazar: Guía Completa para la Pérdida de Peso Sostenible". Este libro adicional ofrece una profunda visión de estrategias probadas para una pérdida de peso sostenible, desde consejos de ejercicio hasta pautas de nutrición y hábitos de estilo de vida saludables.

Deja de lado las dietas restrictivas y abraza un enfoque que celebra la comida deliciosa y nutritiva. "Jugos Para Adelgazar" te guiará en este viaje transformador hacia una versión más saludable y feliz de ti mismo.

Más Información: